JN127082

神経麻酔最前線

すべては患者の機能維持・向上のために

[監修] **山蔭道明** 札幌医科大学医学部麻酔科学講座教授
[編集] **澤田敦史** 札幌医科大学医学部麻酔科学講座
立花俊祐 札幌医科大学医学部麻酔科学講座
茶木友浩 札幌医科大学医学部麻酔科学講座

中外医学社

●執筆者 （執筆順）

堀内辰男　群馬大学大学院医学系研究科麻酔神経科学

齋藤　繁　群馬大学大学院医学系研究科麻酔神経科学

植村景子　奈良県立医科大学麻酔科学

川口昌彦　奈良県立医科大学麻酔科学

奥田千愛　奈良県立医科大学麻酔科学

賀来隆治　岡山大学大学院医歯薬学総合研究科麻酔・蘇生学

白水和宏　九州大学病院麻酔科蘇生科

山浦　健　九州大学大学院医学研究院外科学講座麻酔・蘇生学

澤田敦史　札幌医科大学医学部麻酔科学

増井健一　昭和大学医学部麻酔科学

北村佳久　就実大学薬学部薬物治療学

千堂年昭　岡山大学病院薬剤部

田中具治　京都大学医学部附属病院麻酔科

松本美志也　山口大学大学院医学系研究科麻酔・蘇生学

山下敦生　山口大学大学院医学系研究科麻酔・蘇生学

石田和慶　大原記念倉敷中央医療機構倉敷中央病院麻酔科

赤坂　憲　大阪大学大学院医学系研究科老年・総合内科学

楽木宏実　大阪大学大学院医学系研究科老年・総合内科学

新山幸俊　秋田大学大学院医学系研究科麻酔・蘇生・疼痛管理学

菊池謙一郎　札幌医科大学医学部麻酔科学

数馬　聡　札幌医科大学医学部集中治療医学

小原崇一郎　東京都立大塚病院麻酔科／帝京大学大学院公衆衛生学研究科

蔵谷紀文　埼玉県立小児医療センター麻酔科

内田洋介　北海道大学病院麻酔科

森本裕二　北海道大学大学院医学研究院侵襲制御医学講座麻酔・周術期医学

茶木友浩　札幌医科大学医学部麻酔科学

山田奨人　札幌医科大学附属病院臨床工学部

室橋高男　札幌医科大学附属病院臨床工学部

橋本修一　札幌医科大学附属病院臨床工学部

三國信啓　札幌医科大学医学部脳神経外科学

鎌田ことえ　東北大学医学部麻酔科学・周術期医学

中山英人　埼玉医科大学病院麻酔科・集中治療部

河野　崇　高知大学医学部麻酔科学・集中治療医学

立花俊祐　札幌医科大学医学部麻酔科学

西原教晃　札幌医科大学医学部麻酔科学

神里興太　琉球大学病院麻酔科

前川邦彦　北海道大学病院救急科

巻頭言

　われわれ麻酔科医は，外科医に適正な手術環境を提供するため，鎮静・鎮痛・不動化を目的に各種薬剤を駆使して周術期管理を行っている．全身麻酔薬の多くは脳や脊髄の機能を抑制し，その作用を発揮するわけであるが，例えば麻薬性鎮痛薬が脊髄虚血に悪影響を与えたり，あるいは吸入麻酔薬が幼弱脳に影響を与えることが指摘・懸念されている．さらに，重症患者では脳内炎症が示唆され，大動脈瘤の手術では脊髄保護戦略を駆使し，さらに機能温存のための種々モニターに耐えうる麻酔法の工夫や覚醒下手術に適した麻酔環境の提供など，周術期にかかわるわれわれ麻酔科医の役割ならびに対応は日々刻々と重要性が増し，また複雑化している．

　今回，日本神経麻酔集中治療学会ならびに Awake Surgery 学会を主催するにあたり，この分野でご活躍のエキスパートにお願いし，神経麻酔にまつわる最前線の話題を提供してもらい，現時点での最良の麻酔環境の考察を試みた．まず，われわれ麻酔科医が頻用する吸入麻酔薬ならびに静脈麻酔薬に加え，水素・キセノンにまつわる話題，さらにデクスメデトミジンの保護作用や新薬レミマゾラムについての話題にも言及していただいた．引き続いて，周術期に関しての有害事象として，脳内炎症，覚醒時興奮，術後認知機能，そして幼弱脳への麻酔薬の影響の話題はもちろん，フレイルやサルコペニア・Post intensive care syndrome，ERAS（術後早期回復）と脳機能維持との関係についても話題を盛り込んだ．そして，脳機能維持を目的としたモニタリングとして，MEP（motor-evoked potential）・SEP（somatosensory-evoked potential）ならびに開頭中の Mapping について，当学内のエキスパートに言及いただいた．最後に，機能維持のための方法論として，覚醒下手術の麻酔管理，術前から積極的に関与するプレハビリテーション，さらに最近注目されてきた腸内細菌叢と脳機能の関係，そして最後に脊髄保護戦略と脳低体温療法に関する最近の知見を紹介いただいた．

　それぞれに専門書あるいはガイドラインが出ているものもあるが，改めて2021 年時点での最新の知見を盛り込んだつもりである．この著書が多くの医療関係者に読まれ，患者さんの QOL 向上に繋がることはもちろん，さらにここからヒントを得た研究が多く行われ，さらにエビデンスが蓄積されていく一助にな

れば，企画者としては望外の喜びである．

　最後に，この企画にご同意いただき，執筆に関わっていただいた著者ならびに企画を受け入れてくれた中外医学社社長青木氏と担当上岡氏には改めてお礼を申し上げたい．

コロナ禍の終息を祈って

2021 年 5 月吉日

札幌医科大学医学部麻酔科学講座教授

山 蔭 道 明

目　次

CHAPTER Ⅱ　有害事象と周術期管理 ―――――――――●

CHAPTER Ⅳ　機能維持のための方法論 ━━━━━━━━━━●

1 吸入麻酔薬

SUMMARY

1　1990年代から臨床使用されているセボフルランやイソフルランは，今日でも使用頻度の高い全身麻酔薬である．2011年からは，本邦でもデスフルランの使用が可能になり，吸入麻酔薬の選択肢が広がった．

2　麻酔薬の強度の評価基準，神経系も含めた主要臓器への作用特性を知ることが重要である．

3　臨床的には吸入麻酔薬単独では全身麻酔に求められる要素を満たすことができないため，オピオイドや筋弛緩を併用したバランス麻酔法が広く行われている．

4　麻酔深度の評価法として，脳波を解析したbispetoral index（BIS）が使用され，術中覚醒防止にも有用である．

▶ 1. 総論

A. 吸入麻酔薬の特性

作用の発現は静脈麻酔薬よりも遅いが，吸入を止めると大部分が呼気中へ速やかに排泄されるため，麻酔深度の調節性がよい．

B. 吸入麻酔薬に求められる特性

"鎮痛作用の速やかな発現"が最も重要な特性であるが，気道刺激性や爆発性がないことなど，他の薬と異なる性質も求められる．

①鎮痛作用が強い．

②導入と覚醒が速やかである．

③気道刺激性が少ない.

④不快な臭いがない.

⑤爆発性がない.

⑥循環抑制が少ない.

⑦生体内代謝率が低い.

⑧臓器毒性がない.

⑨エピネフリンを投与しても不整脈の発生が少ない.

C. 吸入麻酔薬の吸収と排泄

(1) 血液/ガス分配係数と麻酔の導入速度 表1

血液/ガス分配係数（blood/gas partition coefficient）は，麻酔ガスを密閉した容器に入れて撹拌し，気相（空気）と液相（血液）の麻酔ガス分布が平衡状態に達した時，それぞれの相に含まれる麻酔薬の容量比（液相に溶解した麻酔薬もガスとしての体積量で比較）として表される．この分配係数が大きい麻酔薬は，血液に溶解する量が多く，血液が麻酔ガスで飽和されるのに長時間を要する．飽和されていない血液が脳へ循環しても麻酔ガスは脳細胞への移行が少ないため，血液/ガス分配係数の大きい薬は麻酔の導入が遅い．逆に，血液/ガス分配係数の小さい吸入麻酔薬は麻酔の導入が速い．

(2) 分配係数（partition coefficient）と肺胞気濃度 表1 図1 [1]

吸入麻酔薬はガス分圧（吸入濃度）に比例して肺胞から血液に移行する．一方，揮発性麻酔薬の脳/血液分配係数は，ほぼ一定（1.4〜2.0）であることから，肺胞と脳組織のガス分圧はほぼ平行して上昇する．すなわち，血液/ガス分配係数が小さい吸入麻酔薬は，麻酔の導入が速やかである．肺胞気濃度（fraction of alveolus : F_A）/吸入気濃度（fraction of inspiratory gas : F_I）の早期（5分以内）の急峻な上昇は血液/ガス分配係数によって決まる．その後のなだらかな上昇は組織への溶解（オイル/ガス，脂肪/血液分配係数など）

表1 吸入麻酔薬の分配係数

	血液/ガス	オイル/ガス	脂肪/血液	脳/血液
亜酸化窒素（N_2O）	0.47	1.4	2.3	1.1
デスフルラン	0.42	18.7	27	1.3
セボフルラン	0.63	47	55	1.7
イソフルラン	1.4	91	52	1.6
ハロタン	2.3	224	62	2

JCOPY 498-05548

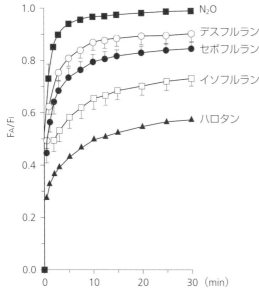

図1 揮発性麻酔薬の肺胞気濃度（F_A）/吸入気濃度（F_I）の上昇曲線
血液/ガス分配係数の小さい薬は血液が吸入麻酔薬で飽和されるのが速く，
肺胞気濃度（fraction of alveolus: F_A）は吸入気濃度（fraction of inspira-
tory gas: F_I）に速やかに近づく．
(Yasuda N, et al. Anesth Analg. 1991; 72: 316-24)[1]

や体内代謝が関与する．なお，肺胞内の麻酔ガス濃度は直接測定できないた
め，F_Aは終末呼気（end-expiratory gas）の濃度で代用する．

(3) 肺胞換気量と麻酔導入速度 図2

　肺胞換気量が増加すると，吸入麻酔薬の肺胞気濃度（F_A）が吸入気濃度
（F_I）に近づくのが速まる．すなわち，肺胞換気量が多いほど，速く麻酔が深
くなる．血液/ガス分配係数の大きい麻酔薬ほどこの影響が強く現れる．

(4) 心拍出量と麻酔導入速度 図3

　心拍出量と循環血液量が増すと，血液が麻酔薬で飽和されるのに時間がか
かる．このため，血液から脳細胞への麻酔薬の移行が遅くなり，麻酔の導入
が遅れる（換気量と逆の関係）．この影響は血液溶解度の高い麻酔薬ほど強
い．

(5) 吸入濃度と麻酔導入速度

　吸入気濃度（F_I）を高めると，末梢組織（特に脂肪）へ吸入される割合が
相対的に小さくなるため，肺胞気濃度（F_A）の上昇が加速され，麻酔の導入

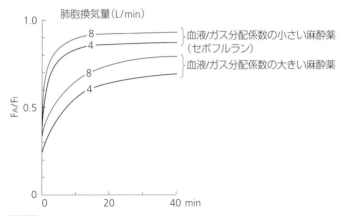

図2 肺胞換気量と F_A/F_I の相関
肺胞換気量が 4 L/min から 8 L/min に増加すると，肺胞気濃度（F_A）/吸入気濃度（F_I）の上昇は促進される．

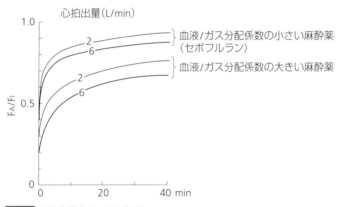

図3 心拍出量と F_A/F_I の相関
心拍出量が 6 L/min から 2 L/min に減少すると，肺胞気濃度（F_A）/吸入器濃度（F_I）の上昇は促進される．

が速まる（濃度効果：concentration effect）．特に N_2O は高濃度での投与が可能なため濃度効果が顕著に発現し，F_A/F_I は **図1** のように急峻な上昇を認める．

(6) 麻酔からの覚醒速度

麻酔からの覚醒には，さまざまな因子が関与する．吸入麻酔薬の投与時間が分配係数の異なる各臓器の組織内濃度（特に脂肪）に影響 **表1** するため，投与時間の延長は覚醒を遅くする．また，肺胞内濃度の低下は血液/ガス分配

表2 MACとAD$_{95}$（20〜40歳の値）

	MAC（%）	N$_2$O併用時のMAC$^\$$	AD$_{95}$
亜酸化窒素（N$_2$O）	104*		
デスフルラン	6	—	—
セボフルラン	2$^\#$	0.66	—
イソフルラン	1.2	0.5	1.63
ハロタン	0.75		0.9

*N$_2$OのMACは高気圧下に決定する．2気圧下の1MACが52%であると，
　1気圧下ではその2倍の濃度（104%）が1MACとなる．
$^\#$セボフルランのMACは従来1.7%とされていたが，近年2%とする報告が
　多い．
$^\$$66%のN$_2$Oを併用した時のMAC.
（文献3-5より）

係数の低い麻酔薬ほど覚醒までの時間が短くなる．換気量の増加，心拍出量の低下も肺胞内濃度の低下を促進する．

D．吸入麻酔薬の強度

(1) 最小肺胞内濃度（MAC）とAD$_{95}$ 表2

皮膚切開術などの刺激を与えた時，手足や頭などを動かす疼痛反応（gross purposeful movement）が起こるか否かによって，麻酔の強さを判断する．50%のヒトが疼痛反応を示さなくなった時の終末呼気の吸入麻酔薬濃度を1MAC［最小肺胞内濃度：minimum alveolar concentration（MAC）］という[2]．MACの値が小さい麻酔薬ほど強力な麻酔薬である．揮発性麻酔薬とN$_2$Oを併用すると相乗効果 表2 を認め，それぞれのMACから計算した値の和よりもやや高い値となる．約1.3MACで，95%の患者が痛み刺激による体動を認めなくなる（anesthetic dose：AD$_{95}$）．AD$_{95}$はMACよりも臨床的意義が高い．なお，吸入麻酔薬の使用量を麻酔力価も考慮して比較する場合には，MACと吸入時間の積（MAC hours）が用いられる．

(2) MAC awake[6]

麻酔からの覚醒時に，呼びかけに応じ目を開けた時の肺胞気濃度をいう．MACの1/2〜1/3の肺胞気濃度である．

(3) MAC intubation[7]

気管挿管した時，咳反射（bucking）や体動のみられない肺胞気濃度をいう．MACよりも20〜50%高い濃度である．

(4) MAC BAR[8]

皮膚切開を加えた時，血液中のカテコラミンが上昇しない肺胞気濃度をい

表3 MACに影響する因子

a. 年齢	MACの高い順位：幼児＞思春期＞成人＞老人
b. 体温	体温上昇でMAC上昇，体温下降でMAC低下
c. 妊娠	オピオイドペプチドなどの増加により疼痛閾値上昇（MAC低下）
d. 代謝率の変化	甲状腺機能亢進症でMAC上昇，甲状腺機能低下症でMAC低下
e. 血液ガスと換気状態	高度の低酸素血症でMAC低下 $PaCO_2$の軽度な上昇は影響ないが，CO_2ナルコーシスでMAC低下

い，約1.5MACの濃度である．

(5) 年齢とMAC[3-5] 表3

　新生児のMACは低いが，幼児は成人（30～40歳）よりも約20％高い．40歳を過ぎると加齢とともにMACは低下し，70歳では若年成人よりも約20％低くなる．

(6) N_2O併用時のMAC[3-5] 表2

　N_2Oを併用した場合は，2剤のMACの和に近い値となるが，血液/ガス分配係数の小さい薬（セボフルラン）は相乗作用を認める．

E．麻酔深度の判定法

　麻酔薬を単独で用いることは少なく，筋弛緩薬を併用する症例も多いため，エーテル麻酔の深度推定に用いられていたGuedelの分類に従った循環・呼吸変動，瞳孔の変化などは指標にならない．手術侵襲が加えられた時，脈拍の増加や血圧の上昇，呼吸数の増加や呼吸の乱れなどがみられた場合は麻酔深度が不十分である．時にはバッキング（気管挿管中の咳反射）などもみられるが，筋弛緩薬を併用している場合には，体動や呼吸の変化も認められず，循環系の変化のみが参考となる．

(1) Guedelの分類

　1937年，Guedelはエーテル麻酔の深さを臨床所見から以下のように分類した．

a) 第1期（覚醒期）

吸入麻酔開始から意識消失までの期間．

b) 第2期（興奮期）

　意識消失とともに体動が増し，興奮状態となる．各種の反射は亢進し，呼吸は不規則となる．瞳孔は散大するが，対光反射は認められる．分泌物の増

加や嘔吐の危険性が高まる.

c) 第3期（外科的麻酔期）：4相に細分される.

- ・1相—体動は消失し，呼吸・循環系などの活動は抑制される．瞳孔は縮小する.
- ・2相—呼吸は浅くなり，血圧は低下する．瞳孔は拡大する.
- ・3相—麻酔が深まるに従って血圧はさらに低下し，呼吸は弱まる．瞳孔は散大する.
- ・4相—呼吸は停止し，血圧が著しく低下する.

d) 第4期（延髄麻痺期）

瞳孔は散大し，対光反射も消失する．血圧は測定不能となり，心停止に至る.

(2) 脳波（electroencephalogram：EEG）と BIS モニター[9-11]

麻酔に伴う脳波の一般的な変化は，覚醒時のα波（8〜15/sec）主体から，浅い麻酔では低振幅速波（β波：15〜25/sec）が中心になる．麻酔が深くなるに従い，θ波（4〜7/sec），δ波（0.5〜3/sec）などの徐波が混入した複合波となる．ただし，これらの変化は麻酔薬によって異なる．脳波の定量化に問題はあるが，最近，コンピュータを用いた解析法が普及しつつある[9].

脳波の周波数を Fourier 解析し，その中央値（median power frequency）を麻酔深度の指標に用いると，8〜12 Hz では完全覚醒，5 Hz 以下では刺激に反応しない麻酔状態と推定できる．周波数解析で95%が含まれる値（spectral edge frequency：SEF）を指標にすると，SEF 25 以上では完全覚醒，12 以下では気管挿管にも反応しない麻酔深度と推定できる.

これらの解析に臨床的な睡眠状態を加味した bispectral index（BIS）では，覚醒状態を 100 とし，60〜70 では浅い麻酔状態，60 以下では手術可能な麻酔深度と判定する．揮発性麻酔薬による麻酔深度は比較的よく反応するが，プロポフォール麻酔では BIS の低下が強く，40 以下でも体動が起こることもある.

いずれの解析法も麻酔深度の判定には問題を残すが，術中の睡眠状態と術中覚醒の防止には有用である.

F. 中枢神経系への作用

吸入麻酔薬の中枢神経系への作用発現機構は，なお不明な点が多い．脂質親和性の高い物質ほど麻酔作用が強い．すなわちオイル/ガス分配係数

表1 と麻酔強度を示すMAC 表2 の積はほぼ一定である（Meyer-Overton rule）[12]. 現在臨床に用いられている麻酔薬の中でも，麻酔強度には100倍以上の差があるのにMAC×オイル/ガス分配係数の値は3倍以内の差である. これらの特性は，吸入麻酔薬の作用部位が細胞膜のlipid matrix か，膜結合タンパクの疎水性部位であることを示唆する. しかしながら，吸入麻酔薬には構造相関が認められないことから，オピオイドによる鎮痛作用のように，特殊受容体と選択的に結合して麻酔作用が発現する可能性は少ない[12].

▶ 2. 各論

A. 亜酸化窒素（nitrous oxide：N_2O，笑気，分子量44.0）

(1) 物理学的特性

常温では気体のガス麻酔薬である（沸点：$-89℃$）が約50気圧（20℃，51 kg/cm²）の加圧で室温でも液化する. ボンベには液体として貯えられていることから，ボンベ内の N_2O 含量は重さの変化で推定する. 気化する時，気化潜熱を奪い，N_2O ボンベの減圧弁に水滴が付く. 水滴が付かなくなれば，液体部分がなくなったことを意味し，残量はガスのみとなり，充填時の25%以下となる.

(2) 鎮痛作用

催眠作用は弱いが，鎮痛作用は比較的強い. ただし，1MAC は104%であり，1気圧下では，N_2O 単独で強い痛みに耐えられる麻酔深度を得ることは困難である. 歯科治療では，30〜50%の N_2O と O_2 の混合気体を吸入させて処置が行える. 手術の麻酔では揮発性麻酔薬，プロポフォール，オピオイドなどと併用して用いることが多い.

(3) 揮発性麻酔薬と併用した時の特性

a）二次ガス効果

揮発性麻酔薬に N_2O を併用すると，麻酔の導入が促進される. N_2O の血液/ガス分配係数は麻酔薬の中で最も低い値であるが，空気と比較すると高い（N_2 の31倍，O_2 の15倍）. このため，高濃度の N_2O を吸入した場合，N_2O が血液へ溶解する量は体内に蓄積されていた N_2 が肺胞へ排出される量よりもはるかに多い. この差により肺胞容量が減少し，揮発性麻酔薬の肺胞内濃度が相対的に上昇して，麻酔の導入が促進される 図1. この変化を2次ガス効果（second gas effect）といい，この場合の1次ガス（first gas）は N_2O

であり，2次ガス（second gas）は揮発性麻酔薬である．

b) 拡散性高酸素血症と拡散性低酸素血症

N_2の代わりにN_2Oを吸入した場合，O_2濃度が一定でも，初期にはPaO_2が高めに保たれる（diffusion hyperoxia）．逆に，N_2O吸入終了時にはPaO_2が低下する危険がある（diffusion hypoxia）．たとえば，空気（O_2 21%，N_2 79%）を吸入していた患者が麻酔導入に際して，O_2 21%とN_2O 79%を吸入するとPaO_2が一過性に高くなる．これは2次ガス効果と同様に，N_2Oが血液に溶解・吸収される速度がN_2の排泄を上回るため，肺胞内のO_2濃度が相対的に高まることによる．逆に，麻酔の終了直後，吸入ガスを空気に変えた場合には，体内に溶解したN_2Oが急速に肺胞へ拡散してくるため，肺胞内のO_2濃度が低くなり，PaO_2が低下する．このような理由に加え，麻酔中は無気肺，換気血流比の不均衡などによりガス交換障害が生じる．心肺機能に異常のない患者でも，麻酔終了直後はO_2投与が必要である．

c) 体内閉鎖腔（closed gas spaces）の膨張

腸管，中耳，肺嚢胞，脳室などは通常N_2で満たされている．N_2Oを吸入すると，N_2よりも溶解度の高いN_2Oがこれらの腔に拡散し，内圧が上昇する．壁の膨張性がほとんどない中耳では，耳管が閉鎖されていると著しく圧が上昇する．気管チューブのカフを空気で膨らませると，カフ内にN_2Oが拡散して圧の上昇をもたらす．カフ圧計でモニターするのが望ましいが，N_2Oを含む麻酔ガスでカフを膨らませれば圧の変化はない．

d) 助燃性

不燃性であるが，助燃性はある．上気道の手術にレーザーメスを使用している時，N_2OとO_2の混合気体が術野に漏れると発火する．レーザーを透過させない専用の気管チューブを使用しなければならない．

B．セボフルラン［sevoflurane：$CH_2F\text{-}O\text{-}CH(CF_3)_2$，分子量200，比重1.52］

① 血液/ガス分配係数は0.63と小さく，麻酔の導入が速い．

② 気道刺激性が少ないため，セボフルラン単独もしくはN_2O併用による麻酔導入が可能である．近年では8%程度の高濃度での投与が可能な気化器が市販され，点滴の確保が困難な小児に対して急速吸入導入を行い，1分以内の麻酔導入を行うことができる．従来の吸入濃度を漸増させる緩徐導入は必須ではない．

③生体内代謝率は2〜3%とやや高い[13]．血清F⁻濃度は$50\,\mu M/L$を超えることもある[14]．しかし，長時間の手術に用いた場合も，腎機能障害誘発の報告はない．

④CO_2吸収剤との反応：CO_2吸収剤と反応し，5種類の分解産物が産生されるが，臨床的に問題となるのはcompound A（$CF_2C[CF_3]OCH_2F$）のみである．KOHとNaOHの少ないCO_2吸収剤を選択する．

⑤1回換気量は濃度依存性に減少する．呼吸数はほとんど変化しないため，肺胞換気量は減少し，$PaCO_2$は上昇しやすい．補助呼吸が必要である．

⑥心筋収縮力の抑制はイソフルランとほぼ同等である．

⑦中脳網様体のニューロン活動を抑制する．深麻酔ではけいれんを誘発するが，そのけいれん誘発作用はきわめて弱く頭蓋内圧上昇作用はあるが，脳酸素消費量を減少させるため，その変化は軽度である．

⑧近年，本邦ではセボフルランのジェネリック製品も普及しつつある．

C. デスフルラン（desflurane：$CHF_2-O-CHFCF_3$, 分子量168, 比重1.46）

①血液/ガス分配係数0.42と従来の揮発性麻酔薬の中で最も小さく麻酔導入および麻酔からの覚醒・回復が速い．また，脂肪/ガス分配係数も低いため，長時間手術により脂肪に取り込まれた吸入麻酔薬が投与中止後より速やかに排泄されるので，肥満患者の麻酔管理に有用である[15]．

②気道刺激性が強いため，吸入による本剤単独の麻酔導入は息こらえや喉頭けいれんの頻度が高く，推奨されていない．また，急激な濃度の上昇は交感神経を刺激し，循環動態の変動が起こり得るため十分な観察が必要となる．

③生体内代謝率は0.02%ときわめて低いため，血清中無機フッ素イオンはほとんど検出できず腎障害の危険性が少ない．また，デスフルラン/イソフルランの代謝物であるトリフルオロ酢酸（TFA）の上昇も同様に低いため肝障害を起こしにくい．

④心筋収縮力の抑制は，*in vivo*においてイソフルランと同程度である．

⑤デスフルラン投与による呼吸抵抗の変化はなく，他の吸入麻酔薬より気管支拡張作用が弱い．また，セボフルラン，イソフルランと比較し1回換気量・分時換気量の減少が大きいため，自発呼吸下では$PaCO_2$が上昇する．

⑥沸点が23℃と低いため室温での保存が難しく，専用のボトル，加温装置付きの気化器が必要となる．

⑦2011年より本邦でも発売され，現在，使用量が増加しつつある．

D. イソフルラン（isoflurane：$CHF_2-O-CHCl-CF_3$，分子量 184，比重 1.50）

①エンフルランの構造異性体である．

②生体内代謝率は低く（0.2%），肝や腎などの臓器障害を招く危険性が低い．

③中脳網様体のニューロン活動を抑制する．深麻酔下でも脳波上に spike and wave は出現しない．脳血流量の増加や頭蓋内圧上昇作用はハロタンやエンフルランよりも弱く，脳神経外科手術の麻酔に適する[16]．

④呼吸抑制は強い．筋弛緩作用も比較的強く，非脱分極性筋弛緩薬の作用を増強する．

⑤心筋収縮力の抑制は，*in vitro* の成績ではハロタンと同程度であるが，*in vivo* ではハロタンよりも弱い．心拍数の増加作用が強いため，心拍出量の減少は軽度である．心拍数の増加は末梢血管の拡張，副交感神経活動の抑制，β受容体の刺激作用などによる．ただし，頻脈は心筋の酸素消費量を増加させ，虚血性心疾患には好ましくない．頻脈と低血圧を招きやすい点がイソフルランの欠点である．

■文献

1) Yasuda N, Lockhart SH, Eger EI 2nd, et al. Comparison of kinetics of sevoflurane and isoflurane in humans. Anesth Analg. 1991 ; 72 : 316-24.

2) Eger EI 2nd, Saidman LJ, Brandstarter B. Minimum alveolar anesthetic concentration : a standard of anesthetic potency. Anesthesiology. 1965 ; 26 : 756-63.

3) Saidman LJ, Eger EI 2nd. Effect of nitrous oxide and narcotic premedication on the alveolar concentration of halothane required for anesthesia. Anesthesiology. 1964 ; 25 : 302-6.

4) Scheller MS, Saidman LJ, Partridge BL. MAC of sevoflurane in humans and the New Zealand white rabbit. Can J Anaesth. 1988 ; 35 : 153-6.

5) Nakajima R, Nakajima Y, Ikeda K. Minimum alveolar concentration of sevoflurane in elderly patients. Br J Anaesth. 1993 ; 70 : 273-5.

6) Stoelting RK, Longnecker DE, Eger EI 2nd. Minimum alveolar concentrations in man on awakening from methoxyflurane, halothane, ether and fluroxene anesthesia : MAC awake. Anesthesiology. 1970 ; 33 : 5-9.

7) Yakaitis RW, Blitt CD, Angiulo JP. End-tidal halothane concentration for endotracheal intubation. Anesthesiology. 1977 ; 47 : 386-8.

8) Roizen MF, Horrigan RW, Frazer BM. Anesthetic doses blocking adrenergic（stress）and cardiovascular responses to incision-MAC BAR. Anesthesiology. 1981 ; 54 : 390-8.

9) 風間富栄. 脳波解析と臨床応用―BIS，EEG―. 臨麻. 1997 ; 21 : 1853-9.

10) 鎮西美栄子，鎮西恒雄，田上 惠，他. Bispectral Index の特徴と臨床使用上の注意点. 臨麻. 1999 ; 23 : 647-55.

11) 加納龍彦, 上田伸英, 原田秀樹, 他. 術中脳波モニタリング. 麻酔. 2006; 55: 269-79.

12) 眞下　節. 全身麻酔のメカニズム　全身麻酔薬の作用は特異的か非特異的か. 医のあゆみ. 1996; 177: 237-42.

13) Cohen EN. Metabolism of the volatile anesthetics. Anesthesiology. 1971; 35: 193-202.

14) Holaday DA, Smith FR. Clinical characteristics and biotransformation of sevoflurane in healthy human volunteers. Anesthesiology. 1981; 54: 100-6.

15) Eger EI 2nd. Partition coefficients of I-653 in human blood, saline, and olive oil. Anesth Analg. 1987; 66: 971-3.

16) Scheller MS, Tateishi A, Drummond JC, et al. The effects of sevoflurane on cerebral blood flow, cerebral metabolic rate for oxygen, intracranial pressure, and the electroencephalogram are similar to those of isoflurane in the rabbit. Anesthesiology. 1988; 68: 548-51.

〈堀内辰男　齋藤　繁〉

JCOPY 498-05548

1 神経筋疾患と麻酔

SUMMARY

1 神経筋疾患は，障害部位別に中枢神経，神経筋接合部，筋肉，末梢神経
の疾患に分けられる．

2 それぞれの疾患ごとに麻酔の影響が異なる．特に，吸入麻酔薬や筋弛緩
薬には注意が必要な場合も多い．

3 病態を十分理解し，安全な麻酔を選択する必要がある．

　神経筋疾患は障害部位別に大きく分けると，中枢神経の疾患，神経
筋接合部の疾患，筋肉の疾患，末梢神経の疾患に分けられる 表1 ．
それぞれの疾患ごとに，麻酔の影響や薬剤感受性が異なるため，病態
を十分理解した上で注意して麻酔選択をする必要がある．

　本稿では，比較的頻度の高い神経筋疾患と麻酔の影響について述べ
る．

表1 神経筋疾患と障害部位

障害部位	疾患
中枢神経，中枢〜末梢神経	多発性硬化症，Parkinson 病，筋萎縮性側索硬化症など
神経筋接合部	重症筋無力症，Lambert-Eaton 症候群など
筋肉	筋ジストロフィーなど
末梢神経	Guillain-Barré 症候群など

► 1. 中枢神経，中枢～末梢神経疾患

A. 多発性硬化症（multiple sclerosis： MS）

病態生理

主要な中枢神経系の炎症性脱髄疾患であり，自己免疫的な機序が病態に関与していると考えられている．脳・視神経・脊髄などに広く病変があるため，視力障害，運動・感覚障害，歩行障害などの様々な症状を呈する[1].

麻酔の影響

(1) 筋弛緩薬

アセチルコリン受容体のアップレギュレーションのため，脱分極性筋弛緩薬は高カリウム血症のリスクがあり避けるべきである[2-4].非脱分極性筋弛緩薬は感受性亢進が認められるため，モニタリング下で注意して使用し，スガマデクスで拮抗できると報告されている[5-7].

(2) 吸入麻酔薬，静脈麻酔薬，オピオイド

有害事象なく使用され，MS 増悪との因果関係はないと報告されている[2].

ただし，MS 患者では炎症部位の血液脳関門（blood-brain barrier： BBB）が障害されているため，BBB を通過しやすいフェンタニルは投与量に注意が必要である．

(3) 区域麻酔

脊髄くも膜下麻酔や硬膜外麻酔に関しては様々な報告があるが，安全性は確立されていないため，全身麻酔より明らかにメリットがある場合を除いては避けるべきである[2,4,8,9].また BBB の障害による局所麻酔薬の脳内移行の可能性があるため，使用の際も局所麻酔薬の濃度・量に注意しなければならない．

B. Parkinson 病（Parkinson's disease： PD）

病態生理

中脳黒質緻密部のドパミン作動性神経細胞の障害によって発症する神経変性疾患である．ドパミン作動性神経細胞の変性により線条体におけるドパミンが減少し，相対的にアセチルコリンの作用が高まった状態で，神経細胞内に Lewy 小体というタンパク質が沈着する．

　　神経変性と Lewy 小体の出現は，非ドパミン作動性神経細胞にも認められるため，臨床症状は，無動・静止時振戦・筋強剛・姿勢反射障害・歩行障害などの運動症状以外にも，自律神経障害・気分障害・感覚障害など多彩な非運動症状を呈する[10].

麻酔の影響

(1) 筋弛緩薬

　　非脱分極性筋弛緩薬についての有害事象の報告はなく，問題なく使用できる[4].

(2) 吸入麻酔薬

　　セボフルランやデスフルランなどは問題なく使用できる[11,12].

(3) 静脈麻酔薬

　　プロポフォールはジスキネジアを誘発しうるため注意が必要だが，振戦を抑制するという報告もある[4]. チオペンタールはドパミン放出を抑制するため，Parkinson 症状を悪化させる可能性はあるが，臨床的に症状が悪化したという報告はない[11].

(4) オピオイド

　　筋硬直が認められることがあるので注意が必要[11].

(5) 区域麻酔

　　硬膜外麻酔は使用可能だが，筋硬直のリスクを考えると術後持続硬膜外投与は局所麻酔薬単独にする方が望ましい. 脊髄くも膜下麻酔も安全で効果的であったという報告がある[13,14].

C. 筋萎縮性側索硬化症（amyotrophic lateral sclerosis： ALS）

病態生理

　　上位運動ニューロンと下位運動ニューロンがともに散発性・進行性に変性脱落する神経変性疾患である. 進行性の筋力低下や筋萎縮，球麻痺，線維束性収縮などの症状を認める[15].

麻酔の影響

(1) 筋弛緩薬

　　運動ニューロン障害によるアセチルコリン受容体のアップレギュレーションのため，脱分極性筋弛緩薬は高カリウム血症のリスクがあり避けるべきである[4,16,17].

　　シナプス前で神経筋伝達が障害されており，非脱分極性筋弛緩薬へ

の感受性亢進が認められるので，使用時は注意が必要である[4,17]．ス
ガマデクスは安全で効果的であるとされているが，臨床症状とモニタ
リングに乖離があり拮抗不十分であったという報告もあるため，モニ
タリング方法や投与量に注意しながら使用する必要がある[18-20]．

(2) 吸入麻酔薬・静脈麻酔薬・オピオイド

レミフェンタニルやプロポフォールのような超短時間作用型・短時
間作用型のものを使用すべきである．血液/ガス分配係数の小さいセ
ボフルランやデスフルランも使用可能．

(3) 区域麻酔

脊髄くも膜下麻酔や硬膜外麻酔による神経症状増悪の可能性に関し
ては不明であり，注意が必要である[17,21]．

▶ 2. 神経筋接合部疾患

A. 重症筋無力症（myasthenia gravis：MG）

病態生理

神経筋接合部のシナプス後膜上にあるいくつかの標的抗原に対する
自己抗体により，神経筋接合部の刺激伝導が阻害される自己免疫疾患
である．自己抗体には，抗アセチルコリン受容体抗体［抗 acetylcho-
line receptor（AChR）抗体］や抗筋特異的受容体型チロシンキナーゼ
抗体［抗 muscle specific tyrosin kinase（MuSK）抗体］などがあり，
本邦では，80〜85％が抗 AChR 抗体陽性である[22-24]．

麻酔の影響

(1) 筋弛緩薬

非脱分極性筋弛緩薬への感受性亢進が認められる．しかし，個々の
患者により感受性は様々であるため，投与必要時は筋弛緩モニターを
使用して少量ずつ投与すべきである[4,7,23]．近年では，スガマデクスに
より安全に拮抗できるという報告は多いが，高用量投与しても拮抗不
十分だったという報告もあるので注意が必要である[7,23-26]．脱分極性
筋弛緩薬は感受性低下がみられるため，高用量が必要になる[4,23]．

(2) 吸入麻酔薬

セボフルランやデスフルランには筋弛緩増強作用があるが，中止に
より作用が消失するため問題なく使用できる．

JCOPY 498-05548

(3) 静脈麻酔薬

　　プロポフォールやベンゾジアゼピンの使用は臨床的に問題ない.

(4) オピオイド

　　臨床的には問題ない. フェンタニルは呼吸抑制に注意.

(5) 区域麻酔

　　脊髄くも膜下麻酔や硬膜外麻酔は問題ない. エステル型局所麻酔薬
はコリンエステラーゼにより代謝されるため，局所麻酔薬はエステル
型ではなくアミド型を使用すべきである[4,24].

3. 筋疾患

A. 筋ジストロフィー（muscular dystrophy： MD）

病態生理

　　筋力低下を主体とする進行性の遺伝性筋疾患の総称である. いくつ
かの型に分類されており，症状や遺伝形式が異なる 表2 . また，骨
格筋のみならず心筋や脳にも異常を伴うことがあり，心不全や歩行障
害，精神発達遅滞など多彩な臨床症状を呈する[27,28].

表2 筋ジストロフィーの分類と遺伝形式

①Duchenne 型筋ジストロフィー(Duchenne muscular dystrophy： DMD)	X 連鎖劣性遺伝
②Becker 型筋ジストロフィー（Becker muscular dystrophy： BMD)	X 連鎖劣性遺伝
③Emery-Dreifuss 型筋ジストロフィー(Emery-Dreifuss muscular dystrophy： EDMD)	主に X 連鎖劣性遺伝
④肢帯型筋ジストロフィー （limb-girdle muscular dystrophy： LGMD)	常染色体優性遺伝, 劣性遺伝
⑤先天性筋ジストロフィー （congenital muscular dystrophy： CMD) 本邦では福山型 CMD （Fukuyama congenital muscular dystrophy： FCMD） が大多数	FCMD は常染色体劣性遺伝
⑥顔面肩甲上腕型筋ジストロフィー （facioscapulohu- meral muscular dystrophy： FSHD)	常染色体優性遺伝
⑦筋強直性ジストロフィー(myotonic dystrophy： DM)	常染色体優性遺伝
⑧眼咽頭型筋ジストロフィー （oculopharyngeal muscular dystrophy： OPMD)	常染色体優性遺伝

麻酔の影響

(1) 筋弛緩薬

脱分極性筋弛緩薬は横紋筋融解や悪性高熱様反応のリスクがあるため禁忌である．

非脱分極性筋弛緩薬は作用までに時間がかかること，筋力低下・筋萎縮のために作用遷延のリスクがあることに注意して使用できる[4,28-31]．スガマデクスで安全に拮抗できると報告されている[7,28-32]．

(2) 吸入麻酔薬

横紋筋融解症や悪性高熱様反応を引き起こすリスクがあり，高カリウムや心停止などの報告もあるため避けるべきである[4,28-30]．

(3) 静脈麻酔薬

比較的安全に使用できるが，感受性亢進による作用遷延のリスクもある．

(4) オピオイド

感受性亢進による作用遷延のリスクもある．

(5) 区域麻酔

脊髄くも膜下麻酔や硬膜外麻酔は有用で安全とされている[4,33]．

■文献

1) 多発性硬化症．In：「多発性硬化症・視神経脊髄炎診療ガイドライン」作成委員会，編．多発性硬化症・視神経脊髄炎診療ガイドライン 2017．東京：医学書院；2017．p.4-5．
2) Makris A, Piperopoulos A, Karmaniolou I. Multiple sclerosis : basic knowledge and new insights inperioperative management. J Anesth. 2014；28：267 78.
3) Briggs ED, Kirsch JR. Anesthetic implications of neuromuscular disease. J Anesth. 2003；17：177-85.
4) 上瀧正三郎，牛島一男．神経筋疾患を有する患者の麻酔管理．In：内野博之，他編．神経麻酔．東京：克誠堂出版；2016．p.243-7．
5) Yılmaz R, Uzun ST, Reisli R. Sugammadex for cesarean in a patient with multiple sclerosis. Sisli Etfal Hastan Tip Bul. 2019；53：195-8.
6) Staikou C, Rekatsina M. Use of rocuronium and sugammadex under neuromuscular transmission monitoring in a patient with multiple sclerosis. Saudi J Anaesth. 2017；11：472-5.
7) Gurunathan U, Kunju SM, Stanton LML. Use of sugammadex in patients with neuromuscular disorders : a systematic review of case reports. BMC Anesthesiol. 2019；19：213.
8) Bornemann-Cimenti H, Sivro N, Toft F, et al. Neuraxial anesthesia in

 JCOPY 498-05548

patients with multiple sclerosis- a systematic review. Rev Bras Anestesiol. 2017；67：404-10.

9) Zuccolotto EB, Nunes GC, Nogueira RS, et al. Anesthetic management of a patient with multiple sclerosis- case report. Rev Bras Anestesiol. 2016；66：414-7.

10) パーキンソン病とは．In：「パーキンソン病診療ガイドライン」作成委員会，編．パーキンソン病診療ガイドライン 2018．東京：医学書院；2018．p.2-17．

11) Nicholson G, Pereira AC, Hall GM. Parkinson's disease and anaesthesia. Br J Anaesth. 2002；89：904-16.

12) 古泉真理，白神豪太郎．症例検討 神経筋疾患患者の麻酔 Parkinson 病患者の周術期管理．LISA．2012；19：410-5．

13) Bani Hani DA, Aleshawi AJ, Al Shalakhti MH, et al. Spinal versus general anesthesia for patients with Parkinson's disease. Int J Gen Med. 2020；13：9-15.

14) Oğuz E, Öztürk İ, Özkan D, et al. Parkinson's disease and spinal anaesthesia. Turk J Anaesthesiol Reanim. 2014；42：280-2.

15) 「筋萎縮性側索硬化症診療ガイドライン」作成委員会，編．筋萎縮性側索硬化症診療ガイドライン 2013．東京：南江堂；2013．

16) Hoeper AM, Barbara DW, Watson JC, et al. Amyotrophic lateral sclerosis and anesthesia：a case series and review of the literature. J Anesth. 2019；33：257-65.

17) Prabhakar A, Owen CP, Kaye AD. Anesthetic management of the patient with amyotrophic lateral sclerosis. J Anesth. 2013；27：909-18.

18) Yoo JH, Kim SI, Park SY, et al. Use of sugammadex in a patient with progressive muscular atrophy and in a patient with amyotrophic lateral sclerosis：Case report. Medicine（Baltimore）. 2017；96：e7098.

19) Chun HR, Chung J, Kim NS, et al. Incomplete recovery from rocuronium-induced muscle relaxation in patients with amyotrophic lateral sclerosis using sugammadex：A case report. Medicine（Baltimore）. 2020；99：e18867.

20) Chang YJ, Jung WS, Son WR, et al. Discordance between train-of-four response and clinical symptoms in a patient with amyotrophic lateral sclerosis. Acta Med Okayama. 2014；68：125-7.

21) Panchamia JK, Gurrieri C, Amundson AW. Spinal anesthesia for amyotrophic lateral sclerosis patient undergoing lower extremity orthopedic surgery：an overview of the anesthetic considerations. Int Med Case Rep J. 2020；13：249-54.

22) 「重症筋無力症診療ガイドライン」作成委員会，編．重症筋無力症診療ガイドライン 2014．東京：南江堂；2014．

23) Collins S, Roberts H, Hewer I. Anesthesia and perioperative considerations for patients with myasthenia gravis. AANA J. 2020；88：485-91.

24) Blichfeldt-Lauridsen L, Hansen BD. Anesthesia and myasthenia gravis. Acta Anaesthesiol Scand. 2012；56：17-22.

25) Dontukurthy S, Wisler C, Raman V, et al. Myasthenia gravis and sugammadex：A case report and review of the literature. Saudi J Anaesth. 2020；14：244-8.

26) Fernandes HDS, Ximenes JLS, Nunes DI, et al. Failure of reversal of neuro-

    muscular block with sugammadex in patient with myasthenia gravis : case report and brief review of literature. BMC Anesthesiol. 2019 ; 19 : 160.

27)　「デュシェンヌ型筋ジストロフィー診療ガイドライン」作成委員会，編．デュシェンヌ型筋ジストロフィー診療ガイドライン 2014．東京：南江堂；2014．

28)　森友紀子，祖父江和哉．筋ジストロフィー．In：澄川耕二，編．麻酔前の評価・準備と予後予測―病態に応じた周術期管理のために―．東京：克誠堂出版；2012．p.174-8．

29)　Silva HCAD, Hiray M, Vainzof M, et al. Atypical reaction to anesthesia in Duchenne/Becker muscular dystrophy. Rev Bras Anestesiol. 2018 ; 68 : 404-7.

30)　Ferschl M, Moxley R, Day JW, et al. Practical suggestions for the anesthetic management of a myotonic dystrophy patient. Myotonic Dystrophy Foundation ; 2016. Available at http://www.myotonic.org/sites/default/files/MDF_LongForm_AnesGuidelines_01C.pdf.(Accessed on January 9, 2021)

31)　Mangla C, Bais K, Yarmush J. Myotonic dystrophy and anesthetic challenges : a case report and review. Case Rep Anesthesiol. 2019 ; 2019 : 4282305.

32)　Teixeira J, Matias B, Ferreira I, et al. Sugammadex is changing the paradigm in neuromuscular blockade in patients with myotonic dystrophy. J Perioper Pract. 2019 ; 29 : 337-40.

33)　Gaszynski T. Opioid-free general anesthesia in patient with Steinert syndrome（myotonic dystrophy）: case report. Medicine（Baltimore）. 2016 ; 95 : e4885.

〈植村景子　川口昌彦〉

JCOPY 498-05548

2 水素・キセノン

SUMMARY

1 水素には抗酸化作用があり，様々な分野での治療効果が期待されている．
2 水素の抗酸化作用は麻酔薬の神経毒性に対する治療となる可能性がある．
3 キセノンが麻酔薬として臨床使用を認可されている国もある．
4 麻酔薬としてのキセノンには利点が多いが，問題点もある．

▶ 1. 水素には抗酸化作用があり，様々な分野で治療効果が期待されている

　水素分子（H_2：以下「水素」）は常温常圧では無色・無臭で非常に軽い気体である．水素の抗酸化作用については2007年にOhsawaら[1]が初めて報告した．多くの抗酸化剤はヒドロキシラジカルだけでなく，過酸化水素や一酸化窒素といった活性酸素とも反応し除去してしまう．しかし過酸化水素や一酸化窒素はシナプスのシグナル伝達や可塑性，細胞の恒常性維持において重要な役割を果たしている[2,3]．一方，過酸化水素と遷移金属の反応によって生じるヒドロキシラジカルは活性酸素の中でも特に細胞毒性が強いが，脊椎動物にはヒドロキシラジカルの解毒システムは存在しないと言われている[4]．水素には，このヒドロキシラジカルを選択的に除去するという特徴がある[1]．

　水素の抗酸化作用を利用した研究は多く行われており，最近ではラットのくも膜下出血モデルに1.3%の水素を吸入させると，くも膜下出血後の早期脳障害を緩和することで遅発性脳障害が軽減したという報告もある[5]．さらにミトコンドリア病に対する治療法[6]としても研究されており，様々な分野

で治療効果が期待されている.

▶ 2. 水素の抗酸化作用は麻酔薬の神経毒性に対する 治療となる可能性がある

　発達期の脳が麻酔薬に対して脆弱であるという報告は多く，ラットなどのげっ歯類での報告が中心ではあるがヒトでの報告もある[7,8]．セボフルランなどのハロゲン化吸入麻酔薬の作用点としてγ-アミノ酪酸（gamma-amino-butyric acid：GABA）受容体が提唱されているが，麻酔薬によって正常な神経伝達がブロックされることにより神経刺激が低下し，アポトーシスカスケードが活性化されると考えられている[9]．この過程においてミトコンドリア機能異常が生じ，さらに樹状突起の減少や神経細胞移動の低下も引き起こす．吸入麻酔薬とミトコンドリア機能異常の関係の詳細は不明であるが，吸入麻酔薬がミトコンドリア障害を引き起こした結果として電子伝達系から電子が漏れてヒドロキシラジカルを生じる，という可能性と，吸入麻酔薬が何らかの酸化ストレスを与えた結果としてミトコンドリア障害が生じる，という可能性が示唆されており[9]，どちらにしても麻酔薬の神経毒性には酸化ストレスが大きく関与していると考えられる.

　水素の抗酸化作用機序としては，活性酸素種を直接還元するラジカルスカベンジャーとしての経路と，ミトコンドリアを介した適応応答の経路が中核と考えられている[10]．適応応答とは，前もって軽度のストレスを与えておくと後に重度のストレスを与えても障害が軽減されるという，プレコンディショニングと類似した現象である．実際，最近いくつかの疾患モデルで予防的な水素投与が効果的であると示されている．1-メチル-4-フェニル-1,2,3,6-テトラヒドロピリジン（1-methyl-4-phenyl-1,2,3,6-tetrahydropyridine：MPTP）を投与して作成するマウスの薬物性Parkinson病モデルでは，MPTP投与前に水素水を飲ませただけで神経細胞の脱落が抑制された[11]．またリポポリサッカロイド（lipopolysaccharides：LPS）投与によって作成するマウスの敗血症モデルでも，LPS投与前に水素水を飲ませただけで生存率が改善された[12]．水素水を飲ませたマウスの肝臓では，酸化ストレス応答を担う転写因子NF-E2-related factor 2（Nrf2）に関連した抗酸化ストレス経路が活性化していた．しかしNrf2ノックアウトマウスでは水素を投与しても抗酸化ストレス経路の活性化はみられなかった[13]．これらの結果から水素

は Nrf2 関連抗酸化ストレス経路を活性化することで抗酸化・抗炎症作用を示しており，また Nrf2 関連抗酸化ストレス経路をプライミングする適応応答を生じていると考えられる．

　手術前や手術中に水素を投与することは麻酔薬の神経毒性を軽減するだけでなく，虚血再灌流障害や炎症といった手術室でよくある病態においても細胞障害を軽減できる可能性がある．さらに水素ガスは可燃性ガスではあるが，潜水病の予防として昔から用いられてきたにもかかわらず明らかな合併症はこれまで知られておらず，臨床や研究で用いられる 4% 未満の濃度であれば安全であると言える．以上のように水素は臨床応用が可能な抗酸化剤として大きな可能性があり，実用化に向けてさらなる研究が必要である．

▶ 3. キセノンが麻酔薬として臨床使用を認可されている国もある

　キセノンは常温常圧では無色・無臭の気体で，希ガスに属する元素であり，キセノンランプやエキシマレーザー，宇宙衛星のエンジンなど様々な分野で用いられている．医学の分野でもキセノン CT による慢性閉塞性肺疾患（chronic obstructive pulmonary disease：COPD）の診断や脳血流量の測定などに利用されており[14,15]，特にキセノン CT を用いた脳血流量測定は 1992 年に厚生省（当時）から承認を得ている．さらに神経保護作用も期待されており，中でも新生児低酸素性虚血性脳症モデルの動物実験ではキセノン吸入療法の有効性が多く報告されている[16,17]．

　キセノンの麻酔薬としての歴史は古く，1951 年には最初の臨床応用が行われた[18]が，その後はコストの問題などにより研究が中断され放置されていた．しかし 1990 年代頃から日本とヨーロッパで研究が再開され，現在はドイツやイギリスなど多くの国で臨床使用が認可されている．

▶ 4. 麻酔薬としてのキセノンには利点が多いが問題点もある

　麻酔薬としてのキセノンには多くの利点がある．まず，キセノンは単独で麻酔が可能で，その最小肺胞内濃度（minimum alveolar concentration：MAC）は 63% と亜酸化窒素より低い．さらに血液分配係数は 0.115 で，これは現在利用されている吸入麻酔薬の中で最小値となっている．このため麻酔からの覚醒が早く，麻酔時間が長くても覚醒までの時間にほとんど影響しな

いことも報告されている[19]．また鎮痛作用も強く，キセノン麻酔下では皮膚切開時の血行動態変化を抑制するのに必要なフェンタニル濃度が亜酸化窒素やセボフルランによる麻酔下よりも低値であった[20]．デスフルランなどで麻酔を行いながら術中にキセノンを鼻腔内に少量投与すると，術中の麻薬使用量が低下し術後の痛みも軽減したという Holsträter らによる研究もある[21]．この研究においてキセノンは術中のみの投与なので術後には速やかに体内から消失しているはずであり，術後疼痛の軽減はキセノンの直接作用とは考えにくい．Holsträter らによると，キセノンは N-メチル-D-アスパラギン酸（N-methyl-D-aspartic acid：NMDA）受容体拮抗作用があるため術中に疼痛の感作が抑制された結果として術後疼痛の軽減が得られたと考えられている．

他に，冠動脈疾患のある米国麻酔学会（American Society of Anesthesiologists：ASA）分類Ⅲ・Ⅳの患者の非心臓手術においてプロポフォール麻酔と比較してキセノン麻酔では心抑制がほとんど見られなかったという報告もある[22]．またキセノンには催奇形性がないことや，悪性高熱症を引き起こさないことも示されている[23,24]．

これほどに利点の多い麻酔薬キセノンであるが，世界的に広く普及しているとは言い難く，日本でも麻酔薬としては認可されていない．この最大の原因はコストが高いということである．キセノンは工業的に生成することはできず，もともと大気中に存在するものを分離・凝集して使用している．しかしキセノンは大気中に 0.0000086％しか存在せず供給量が少ないことに加えて，工業用の需要が拡大しているために需要と供給のバランスがとれておらず，高価格となってしまう．具体的には 1 L あたり 1,000〜2,000 円と亜酸化窒素の 100〜200 倍の価格である．実際にどれくらいのコストになるのか計算した報告がある[25]．その報告によると，キセノン麻酔，セボフルラン麻酔，プロポフォール麻酔を比較すると，4 時間の麻酔でキセノン麻酔はセボフルラン麻酔よりも約 30,000 円，プロポフォール麻酔よりも約 25,000 円高くなる．加えてキセノンには術後悪心嘔吐が増えるという問題点や，閉鎖腔へ拡散するという性質もある[26,27]．

これらの問題点を克服しキセノン麻酔がさらに普及していくためには，コストに見合うだけの利点が見いだされれば良い．例えば，覚醒が早い・心抑制が少ないという利点を生かして，高齢者や ASA 分類Ⅲ・Ⅳといったハイ

リスク患者に限定して使用するならば，キセノン麻酔が普及する可能性は十分にあると考えられる.

■文献

1) Ohsawa I, Ishikawa M, Takahashi K, et al. Hydrogen acts as a therapeutic antioxidant by selectively reducing cytotoxic oxygen radicals. Nat Med. 2007 ; 13 : 688-94.

2) Liu H, Colavitti R, Rovira II, et al. Redox-dependent transcriptional regulation. Circ Res. 2005 ; 97 : 967-74.

3) Kishida KT, Klann E. Sources and targets of reactive oxygen species in synaptic plasticity and memory. Antioxid Redox Signal. 2007 ; 9 : 233-44.

4) Sheu SS, Nauduri D, Anders MW. Targeting antioxidants to mitochondria : a new therapeutic direction. Biochim Biophys Acta. 2006 ; 1762 : 256-65.

5) Kumagai K, Toyooka T, Takeuchi S, et al. Hydrogen gas inhalation improves delayed brain injury by alleviating early brain injury after experimental subarachnoid hemorrhage. Sci Rep. 2020 ; 10 : 12319.

6) Ohta S. Molecular hydrogen is a novel antioxidant to efficiently reduce oxidative stress with potential for the improvement of mitochondrial diseases. Biochim Biophys Acta. 2012 ; 1820 : 586-94.

7) Sanchez V, Feinstein SD, Lunardi N, et al. General anesthesia causes long-term impairment of mitochondrial morphogenesis and synaptic transmission in developing rat brain. Anesthesiology. 2011 ; 115 : 992-1002.

8) Andropoulos DB. Effect of anesthesia on the developing brain : infant and fetus. Fetal Diagn Ther. 2018 ; 43 : 1-11.

9) Boscolo A, Starr JA, Sanchez V, et al. The abolishment of anesthesia-induced cognitive impairment by timely protection of mitochondria in the developing rat brain : the importance of free oxygen radicals and mitochondrial integrity. Neurobiol Dis. 2012 ; 45 : 1031-41.

10) 大澤郁朗. 水素ガス : 臨床における期待. 臨麻. 2020 ; 44 : 251-60.

11) Yoshii Y, Inoue T, Uemura Y, et al. Complexity of stomach-brain interaction induced by molecular hydrogen in parkinson's disease model mice. Neurochem Res. 2017 ; 42 : 2658-65.

12) Iketani M, Ohshiro J, Urushibara T, et al. Preadministration of hydrogen-rich water protects against lipopolysaccharide-induced sepsis and attenuates liver injury. Shock. 2017 ; 48 : 85-93.

13) Kawamura T, Wakabayashi N, Shigemura N, et al. Hydrogen gas reduces hyperoxic lung injury via the Nrf2 pathway in vivo. Am J Physiol Lung Cell Mol Physiol. 2013 ; 304 : L646-56.

14) 本田憲業. 核医学による COPD の画像解析―核医学および非放射性キセノン吸入 CT による COPD の診断―. 臨画像. 2019 ; 35 : 442-50.

15) 佐瀬 茂，山本誉麿，伊東英奈，他. キセノン CT により，基底核および側脳室レベルの皮質脳血流量を利用し，レビー小体型認知症とアルツハイマー型認知症患者を識別する方法. 老年精医誌. 2018 ; 29 : 1309-19.

16) Faulkner S, Bainbridge A, Kato T, et al. Xenon augmented hypothermia reduces early lactate/N-acetylaspartate and cell death in perinatal asphyxia. Ann Neurol. 2011 ; 70 : 13-50.

17) Chakkarapani E, Dingley J, Aquilina K, et al. Effects of xenon and hypothermia on cerebrovascular pressure reactivity in newborn global hypoxic-ischemic pig model. J Cereb Blood Flow Metab. 2013 ; 33 : 1752-60.

18) Cullen SC, Gross EG. The anesthetic properties of xenon in animals and human beings, with additional observations on krypton. Science. 1951 ; 113 : 580-2.

19) Goto T, Saito H, Nakata Y, et al. Emergence times from xenon anaesthesia are independent of the duration of anaesthesia. Br J Anaesth. 1997 ; 79 : 595-9.

20) Nakata Y, Goto T, Saito H, et al. Plasma concentration of fentanyl with xenon to block somatic and hemodynamic responses to surgical incision. Anesthesiology. 2000 ; 92 : 1043-8.

21) Holsträter TF, Georgieff M, Föhr KJ, et al. Intranasal application of xenon reduces opioid requirement and postoperative pain in patients undergoing major abdominal surgery : a randomized controlled trial. Anesthesiology. 2011 ; 115 : 398-407.

22) Baumert JH, Hein M, Hecker KE, et al. Xenon or propofol anaesthesia for patients at cardiovascular risk in non-cardiac surgery. Br J Anaesth. 2008 ; 100 : 605-11.

23) Lane GA, Nahrwold ML, Tait AR, et al. Anesthetics as teratogens : nitrous oxide is fetotoxic, xenon is not. Science. 1980 ; 210 : 899-901.

24) Baur CP, Klingler W, Jurkat-Rott K, et al. Xenon does not induce contracture in human malignant hyperthermia muscle. Br J Anaesth. 2000 ; 85 : 712-6.

25) 後藤隆久. キセノン麻酔 Xenon Anesthesia. Anesthesia 21 Century. 2009 ; 11 : 2140-3.

26) Coburn M, Kunitz O, Apfel CC, et al. Incidence of postoperative nausea and emetic episodes after xenon anaesthesia compared with propofol-based anaesthesia. Br J Anaesth. 2008 ; 100 : 787-91.

27) Ishiguro Y, Saito H, Nakata Y, et al. Effect of xenon on endotracheal tube cuff. J Clin Anesth. 2000 ; 12 : 371-3.

〈奥田千愛　川口昌彦〉

3 プロポフォール

SUMMARY

1 プロポフォールは神経麻酔において中心的な役割を担っている.

2 神経麻酔において PONV に対し抑制作用を持つプロポフォールは有用である.

3 プロポフォールは頭蓋内圧を下げ脳灌流圧を保ち，脳保護的に作用する.

4 プロポフォールは神経学的モニタリングの信号振幅に大きな影響を与えない.

5 プロポフォールの特徴は覚醒下開頭手術の麻酔管理にも適している.

▶ 1. プロポフォールは神経麻酔において中心的な役割を担っている

　プロポフォールは，抑制性神経伝達物質である γ-アミノ酪酸（GABA）の受容体を賦活し，イオンチャンネルを開口することで Cl^- イオンの流入を促進し，抑制性後シナプス電位を生じさせることによって，その催眠作用を発揮する強力な静脈麻酔薬である[1]．1980 年代後半の欧米での承認後，本邦でも 1995 年に導入されて以降，その臨床使用に関する多くの経験が蓄積されてきた.

　本薬剤の特徴である，制吐作用，頭蓋内圧低下，脳灌流量維持，せん妄予防，神経学的モニタリング時における利点などから，神経麻酔においてプロポフォールが選択される場面は多く，中心的な役割を担っている.

2. 神経麻酔において PONV に対し抑制作用を持つ プロポフォールは有用である

Post-operative nausea and vomiting（PONV）は，一般的な術後患者の30%に，リスク因子を持つ患者では80%に起こるとされている全身麻酔に伴う合併症である[2]．通常の場合，嘔気・嘔吐は延髄の嘔吐中枢で制御されている．PONV は複雑な生理的反応であり，主に化学受容体反応，消化器迷走神経反応経路，大脳皮質反射求心性経路，前庭系神経経路，中脳求心性経路の5つが関与している．周術期において，これらの経路のいずれかが刺激されると，コリン作動性，ドーパミン作動性，ヒスタミン作動性，またはセロトニン作動性受容体を介して嘔吐中枢が活性化され，PONV が引き起こされる[3]．

プロポフォールは，鎮静作用を示す血漿中濃度よりも遙かに低い数値で，制吐作用を発揮することが報告されている[4]．この機序は不明な部分もあるが，化学受容体反応におけるドーパミン作動性受容体との相互作用，辺縁系，皮質反射の阻害，セロトニン受容体の阻害などにより PONV の発生率と重症度を軽減すると考えられている[1]．開頭手術を受けた患者に対して麻酔方法による影響を検討した RCT によって，プロポフォール・レミフェンタニルによる麻酔管理では，術後の PONV がセボフルラン・レミフェンタニルによる管理に比較して有意に少ないことが示されている[5]．手術に関連するPONV のリスク因子として，長時間手術，脳神経外科手術が含まれており[2]，脳神経外科領域における PONV の予防は，術後の高血圧，意識レベル低下時の誤嚥など，さらなる合併症につながるリスクを避けるために重要である．また後述する覚醒下手術時にも有利に働くため，これらの点が神経麻酔においてプロポフォールによる麻酔管理が選択される1つの要因となっている．

3. プロポフォールは頭蓋内圧を下げ脳灌流圧を保ち，脳保護的に作用する

待機的に開頭手術を受けた患者を対象として，術後の神経学的予後をプロポフォールと吸入麻酔薬で比較した14の RCT を含むメタアナリシスでは，プロポフォールによる麻酔維持では，吸入麻酔薬での維持と比較して術中の

頭蓋内圧が低く，脳灌流圧が高く保たれることが示されている[6]．この作用に加えて，吸入麻酔薬と同様に脳代謝率を下げ，しかも脳血流の自己調節能を維持することにより，プロポフォールは脳保護的に作用する[2]．術後麻酔からの覚醒にかかる時間はセボフルランと比較した場合，有意差は認めていないが[7]，小児においてはせん妄の原因となる脳内の乳酸，グルコースの生産をプロポフォールが抑制することが報告されている[8]．60歳以上の腹部手術を待機的に受けた患者を対象に，BIS値を45以下に維持した深めの麻酔では，45以上に保った浅めの麻酔と比較して術後7日目のPOCDの発生頻度が低かった[9]．これは術後早期の炎症性サイトカイン濃度に2群間で差を認めていることが一因であると考察されている．これらの報告から，プロポフォールによる抗炎症作用が示唆されるが，現在の臨床において，この作用が患者の長期的な神経学的予後，死亡率に及ぼす影響は明らかになっていない．

▶ 4. プロポフォールは神経学的モニタリングの信号振幅に大きな影響を与えない

　近年，術中神経モニタリング（intraoperative neurophysiological monitoring：IONM）は，患者予後に与える影響については不明確な部分があるにも関わらず[10]，脳神経外科，脊髄外科領域において使用が推奨されている．現時点ではマルチモーダルなIONMを用いて，術者，麻酔科医，臨床検査技師など周術期チーム全体が，それぞれのタスクを理解した上で，必要な情報を共有し，突然の信号変化が神経学的イベントに関連するものかどうか総合的に判断することによって，患者に適切に治療介入することが最も重要であると考えられている[11]．プロポフォールは，motor evoked potential（MEP），somatosensory evoked potential（SEP）測定において，用量依存的に信号の振幅を減少させる吸入麻酔薬とは異なり，大きな影響を与えない[12,13]ため，これらのIONMを併用する症例では麻酔管理の薬剤として選択されることが多い．レミフェンタニルとの併用によって，筋弛緩薬が使用できない状況でも安定した麻酔管理が可能になったことも大きな要因である．

▶ 5. プロポフォールの特徴は覚醒下開頭手術の麻酔管理にも適している

　覚醒下開頭手術は，複雑な人間の脳機能を維持しながら，病巣を最大限に

切除することを達成する目的で行われており，近年適応が拡大している[14]．神経ブロックと併用して，半覚醒下に行う方法（monitored anesthesia care：MAC），モニタリング時にのみ覚醒させる睡眠-覚醒-睡眠法（asleep-awake-asleep technique：SAS）が行われており，多くの施設でプロポフォールおよびデクスメデトミジンが使用されている[15]．SAS法で行われる場合，吸入麻酔薬と比較して覚醒までの時間が短い，あるいは有意な差がないこと，術後の認知機能回復が早いこと[16]，嘔気・嘔吐が少ないことなど，上述したような利点から，プロポフォールによる麻酔管理が主体となっている．

▶ まとめ

　プロポフォールは，制吐作用，脳灌流圧維持などの，中枢神経系に対する作用だけでなく，低酸素性肺血管収縮の増強など，様々な特徴を有する静脈麻酔薬であり，神経麻酔分野では，その利点から中心的な役割を担っている．麻酔科医にとって，現在使用できる麻酔薬の重要な選択肢の1つであり，その利点，欠点を十分理解し，適切な場面で麻酔管理に生かすことが，患者さんの術後の機能維持，向上につながると考える．

■文献

1) Sahinovic MM, Struys MMRF, Absalom AR. Clinical pharmacokinetics and pharmacodynamics of propofol. Clin Pharmacokinet. 2018；57：1539-58.
2) Apfel CC, Laara E, Koivuranta M, et al. A simplified risk score for predicting postoperative nausea and vomiting：conclusions from cross-validations between two centers. Anesthesiology. 1999；91：693-700.
3) Cao X, White PF, Ma H. An update on the management of postoperative nausea and vomiting. J Anesth. 2017；31：617-26.
4) Gan TJ, Glass PS, Howell ST, et al. Determination of plasma concentrations of propofol associated with 50% reduction in postoperative nausea. Anesthesiology. 1997；87：779-84.
5) Citerio G, Pesenti A, Latini R, et al. A multicentre, randomised, open-label, controlled trial evaluating equivalence of inhalational and intravenous anaesthesia during elective craniotomy. Eur J Anaesthesiol. 2012；29：371-9.
6) Chui J, Mariappan R, Mehta J, et al. Comparison of propofol and volatile agents for maintenance of anesthesia during elective craniotomy procedures：systematic review and meta-analysis. Can J Anesth. 2014；61：347-56.
7) Prabhakar H, Singh GP, Mahajan C, et al. Intravenous versus inhalational techniques for rapid emergence from anaesthesia in patients undergoing brain tumour surgery. Cochrane Database Syst Rev. 2016；9：CD010467.

8) Jacob Z, Li H, Makaryus R, et al. Metabolomic profiling of children's brains undergoing general anesthesia with sevoflurane and propofol. Anesthesiology. 2012 ; 117 : 1062–71.

9) Quan C, Chen J, Luo Y, et al. BIS–guided deep anesthesia decreases short–term postoperative cognitive dysfunction and peripheral inflammation in elderly patients undergoing abdominal surgery. Brain Behav. 2019 ; 9 : e01238.

10) Castioni CA, Amadori A, Bilotta F, et al. Italian COnsensus in Neuroradiological Anesthesia (ICONA). Minerva Anestesiol. 2017 ; 83 : 956–71.

11) Gruenbaum BF, Gruenbaum SE. Neurophysiological monitoring during neurosurgery : anesthetic considerations based on outcome evidence. Curr Opin Anaesthesiol. 2019 ; 32 : 580–4.

12) Malcharek MJ, Loeffler S, Schiefer D, et al. Transcranial motor evoked potentials during anesthesia with desflurane versus propofol–a prospective randomized trial. Clin Neurophysiol. 2015 ; 126 : 1825–32.

13) Boisseau N, Madany M, Staccini P, et al. Comparison of the effects of sevoflurane and propofol on cortical somatosensory evoked potentials. Br J Anaesth. 2002 ; 88 : 785–9.

14) Stevanovic A, Rossaint R, Veldeman M, et al. Anaesthesia management for awake craniotomy : systematic review and meta–analysis. PLoS One. 2016 ; 11 : e0156448.

15) Eseonu CI, ReFaey K, Garcia O, et al. Awake craniotomy anesthesia : a comparison of the monitored anesthesia care and asleep–awake–asleep techniques. World Neurosurg. 2017 ; 104 : 679–86.

16) Larsen B, Seitz A, Larsen R. Recovery of cognitive function after remifentanil–propofol anesthesia : a comparison with desflurane and sevoflurane anesthesia. Anesth Analg. 2000 ; 90 : 168–74.

〈賀来隆治〉

3 プロポフォール

4 術後脳機能（せん妄）とデクスメデトミジン

SUMMARY

1 デクスメデトミジンの特徴であるGABA受容体を介さない鎮静作用と，鎮痛作用に伴う麻薬の減量はせん妄に対して理論的には有効と考えられ，多くの有効性が報告されている．

2 デクスメデトミジンは小児においても術後の行動変化などへの有効性や安全性が報告されている．

3 デクスメデトミジンの投与方法や濃度，アウトカムは研究により相違があるため，結果の解釈には注意が必要である．

▶ 1. 特徴

α_2作動薬であるデクスメデトミジン（dexmedetomidine：DEX）は手術室や集中治療室（intensive care unit：ICU）などで，広く臨床に使用され，多くの診療科の臨床医にとって馴染みあるものになりつつある．α_2に対する親和性がα_1と比較して1,300倍と高く，3種類のα_2アドレナリン受容体サブタイプ（α_{2A}，α_{2B}，α_{2C}）に対する親和性は同等である．これらの受容体を介して鎮静，鎮痛，抗不安作用を有する．

▶ 2. 薬物動態

主に肝臓で代謝され，クリアランスは肝血流量に依存する．血中半減期は2〜3時間である．95%が代謝産物として腎臓から排出されるため，腎機能低下患者で効果が遷延する．プロポフォールと比較しても代謝，排泄は早くな

JCOPY 498-05548

いことに注意が必要である.

▶ 3. せん妄予防効果

せん妄は入院期間や死亡率などとの関連性が明らかとなっており，大きく過活動型，低活動型，混合型に分類されるが，診断は容易ではない．現時点で大規模スタディなどにより支持されるせん妄に対する有効な薬物はなく，予防することが重要である．周術期ではせん妄の病因とされる脳出血，脳梗塞などの直接的原因の他，高齢，麻薬，疼痛，手術時間，ICU でのストレス，睡眠障害，体動制限，感覚異常などを極力減らすことが求められる[1]．特に ICU では日中夜間の区別などの環境因子の調節の他，早期離床が重要となるが，それらを極力妨げない適切な鎮静鎮痛管理が求められ，その中でDEX に対する期待は大きく，多くの研究結果が報告されている．

▶ 4. DEX のせん妄に対する有効性の機序

A. GABA 受容体を介さない鎮静

覚醒時は橋の背外側部に存在する青斑核によりノルアドレナリン（noradrenaline：NA）が放出され，視床下部腹側外側視索前野の NA 受容体が賦活され，ガラニン（galanine：GAL），γ-アミノ酪酸（γ-aminobutyric acid：GABA）の放出が低下する．これにより結節乳頭核の抑制が低下し，放出されたヒスタミンが大脳皮質の受容体に結合して覚醒状態が維持される．一方，睡眠時には青斑核からの NA 放出が抑制されることにより，GAL，GABA の放出，ヒスタミンの放出抑制により覚醒状態を維持できない．

プロポフォールやベンゾジアゼピンなどは GABA 受容体に作用し鎮静効果を有するが，認知障害やせん妄の原因となりうる．DEX は青斑核の α_{2A} 受容体に結合し，NA の放出を抑制し，GAL，GABA の放出が維持されることで鎮静状態を生み出す[2,3]．また，逆行性健忘作用や認知機能への影響を有さず，広い年齢層への投与が可能である．DEX は GABA 受容体への親和性を有さず，自然睡眠に近く，軽い機械的刺激により容易に覚醒するため，睡眠に近い質の良い鎮静が得られる[4]．そのため，日中の時間の感覚を得やすく，睡眠覚醒のサイクルの確立が他の鎮静薬と比較して容易で，せん妄発生のリスク因子減少になる可能性がある．術後せん妄の発現に対するプロポフォールと DEX との比較では，DEX の方がせん妄を抑え[5,6]，さらにアセトアミノ

術後脳機能（せん妄）とデクスメデトミジン

フェンの併用により，せん妄の抑制効果が増強すると報告されているが，せん妄抑制効果は未だ一定の見解は得られていない[7,8]．

B. 中枢におけるノルアドレナリン作動性ニューロンの抑制

DEX のノルアドレナリン放出抑制作用はパニック障害，幻覚の原因となりうるノルアドレナリン作動性ニューロンの過剰状態を軽減できる可能性がある[9]．

C. 中枢神経細胞保護作用

DEX は脳虚血に対するグルタミン酸放出の抑制，抗アポトーシス作用による神経細胞保護作用を有することが動物実験で示されており，低血圧や低酸素血症に起因する微小な虚血に由来する神経細胞障害によるせん妄，認知障害などの神経症状や後遺症にも予防効果を示す可能性がある[10-12]．また，オピオイド誘発脊髄障害モデルにおいて，DEX は脊髄運動神経細胞が正常構造を保持し，対麻痺を予防する効果がある[13]．また，せん妄の原因の1つとして手術ストレスによる過剰な脳内炎症性反応[14]，臨床上は末梢血での炎症性サイトカインの上昇としてとらえられているが[15,16]，DEX には術後のサイトカインの上昇を抑制する作用があるため，せん妄抑制効果が期待される[17-19]．

D. 抗コリン作用を有する薬剤の作用の代替

せん妄および認知障害に中枢性のコリン作動性ニューロンの機能低下と相対的なドパミン作動性ニューロンの機能亢進の関与が報告されている．中枢性の抗コリン作用を有する薬物である麻薬性鎮痛薬，フロセミド，ジゴキシン，グルココルチコイド，ベンゾジアゼピンなどは，ICU 入室患者に頻繁に投与されており，せん妄の発生に関与している可能性がある．DEX は大脳皮質の α_{2C} 受容体に作用し，抗不安作用を発揮し[20]，脊髄後角の α_{2A} 受容体を介して，Aβ および C 線維からの侵害刺激伝達を抑制することで鎮痛作用を有する[20,21]．これにより抗コリン作用を有する薬物を回避，あるいは減量でき，結果的にせん妄および認知障害予防効果となる可能性がある．

E. 認知機能促進・認知障害抑制作用

術後の認知機能障害（postoperative cognitive dysfunction：POCD）は記憶力低下，認識の低下，会話に関する理解力低下，注意力低下などにより特徴づけられるが，全身麻酔後の中枢神経への重大な影響の1つである．手術内容や年齢により大きく異なるが，約 10〜12% の頻度で POCD は生じ

表 1 近年の研究報告一覧

報告	対象症例 研究様式 症例数	DEX 投与量・方法	結果
Hu J, et al. 2020[18]	・60〜80 歳 ・食道手術 ・RCT ・175 症例	DEX 群：0.4 μg/kg ボーラス投与後，手術終了 1 時間前まで0.1 μg/kg/h で投与.	DEX群で，術後 5 日間内のせん妄，興奮の発現が有意に低く，炎症性サイトカインの上昇も低かった.
Zhang W, et al. 2020[17]	・65 歳以上 ・THA ・RCT ・240 症例	DEX 群：麻酔開始 30 分前から 0.5 μg/kg/h で開始し，手術開始から終了 30 分前まで 0.3 μg/kg/h で投与.	DEX群で，術後 1 日目の，せん妄出現と炎症性サイトカイン（IL-6，TNF-α）の上昇が抑制された.
Abowali HA, et al. 2020[8]	・心臓手術 ・メタ解析	術後 ICU での鎮静薬としてDEX 使用群とプロポフォール（PRO）使用群とで比較.	DEX群で，ICU滞在期間は短かったものの，せん妄出現率，入院期間，循環動態など優れていることはなかった.
Pereira JV, et al. 2020[5]	・60 歳以上 ・メタ解析	術後 ICU での鎮静薬としてDEX 使用群と PRO 使用群とで比較.	DEX群で，ICU滞在期間は変わらなかったものの，せん妄出現率は有意に低かった.
Subramaniam B, et al. 2019[7]	・60 歳以上 ・心臓手術 ・RCT ・120 症例	術後鎮痛薬としてアセトアミノフェンと placebo，鎮静薬として DEX と PRO の組み合わせ 4 群で比較.	DEX にアセトアミノフェンを組み合わせることにより，効果的に術後せん妄出現を抑制した.
Yang W, et al. 2019[19]	・メタ解析	周術期に投与した DEX の術後認知機能への効果を検討.	DEXは，術後の認知機能障害を有意に抑制し，術後のサイトカインの上昇を抑制した.
Su X, et al. 2016[1]	・60 歳以上 ・非心臓手術 ・RCT ・700 症例	DEX 群：手術当日 ICU 入室後から手術翌日 8 時までに0.1 μg/kg/h で投与.	DEX群で，術後 7 日間内のせん妄，高血圧・頻脈の発現が有意に低かった.
Djaiani G, et al. 2016[6]	・60 歳以上 ・心臓手術 ・RCT ・247 症例	ICU で使用した鎮静薬，DEX 群（0.2〜0.7 μg/kg/h），PRO 群（25〜50 μg/kg/h）で比較.	DEX群で，ICU退出 5 日間のせん妄発生率は有意に低く，持続期間は有意に短かった.
小児での研究報告			
Lee-Archer PF, et al. 2020[28]	・2〜7 歳 ・非心臓手術 ・RCT ・247 症例	前投薬として術前 2 mg/kgで経鼻投与した群，術中 1 mg/kgで投与した群，コントロールの 3 群で比較.	術後 3 日での心理的混乱は 3 群で同様．術中DEX投与群で，術後 28 日目での negative behaviorが有意に低かった.
Yao Y, et al. 2020[29]	・小児 ・RCT ・156 症例	前投薬としての効果を DEX 群：2 μg/kg，midazolam 群：0.5 mg/kg，placebo 群で比較.	DEX群で，せん妄出現率，PONV 発生率が低かった.
van Hoorn CE, et al. 2019[27]	・幼若動物モデル ・Review ・20 animal study	DEX や他の麻酔薬による，脳内の炎症性変化やアポトーシス蛋白出現を比較.	DEX は炎症性変化を引き起こさず，他の麻酔薬による炎症性変化を減少させた.

る[22]．臨床研究では，DEX はメタアナリシスにおいて POCD を抑制するが[19]，機序の1つとして DEX の α_2 作動が，驚愕反応の亢進および攻撃性の亢進をきたす α_2 受容体機能低下に影響しているのかもしれない[20,23]．

▶ 5. 小児への作用

小児の全身麻酔後の行動変化は約50％に生じ，周囲への興味の変化や見当識障害などで捉えることができる急性のものと，睡眠障害や摂食障害，不安などにより特徴づけられる遅発性のものに分けられる[24-26]．近年の動物実験でのシステマティックレビューでは DEX は麻酔薬による幼若脳内の炎症を抑制する効果がある[27]．臨床でも，術中での DEX 投与が遅発性の行動変化を抑制するなど有効性を示す報告がある一方[28]，前投薬としてミダゾラムと比較した研究では一定の見解には至っていない[28,29]．

■文献

1) Su X, Meng ZT, Wu XH, et al. Dexmedetomidine for prevention of delirium in elderly patients after non-cardiac surgery : a randomised, double-blind, placebo-controlled trial. Lancet. 2016 ; 388 : 1893-902.

2) Ma Y, Miracca G, Yu X, et al. Galanin neurons unite sleep homeostasis and alpha2-adrenergic sedation. Curr Biol. 2019 ; 29 : 3315-22e3.

3) Yu X, Franks NP, Wisden W. Sleep and sedative states induced by targeting the histamine and noradrenergic systems. Front Neural Circuits. 2018 ; 12 : 4.

4) Nelson LE, Lu J, Guo T, et al. The alpha2-adrenoceptor agonist dexmedetomidine converges on an endogenous sleep-promoting pathway to exert its sedative effects. Anesthesiology. 2003 ; 98 : 428-36.

5) Pereira JV, Sanjanwala RM, Mohammed MK, et al. Dexmedetomidine versus propofol sedation in reducing delirium among older adults in the ICU : a systematic review and meta-analysis. Eur J Anaesthesiol. 2020 ; 37 : 121-31.

6) Djaiani G, Silverton N, Fedorko L, et al. Dexmedetomidine versus propofol sedation reduces delirium after cardiac surgery : a randomized controlled trial. Anesthesiology. 2016 ; 124 : 362-8.

7) Subramaniam B, Shankar P, Shaefi S, et al. Effect of intravenous acetaminophen vs placebo combined with propofol or dexmedetomidine on postoperative delirium among older patients following cardiac surgery : The DEXACET Randomized Clinical Trial. JAMA. 2019 ; 321 : 686-96.

8) Abowali HA, Paganini M, Enten G, et al. Critical review and meta-analysis of postoperative sedation after adult cardiac surgery : dexmedetomidine versus propofol. J Cardiothorac Vasc Anesth. 2021 ; 35 : 1134-42.

9) Ebert TJ, Hall JE, Barney JA, et al. The effects of increasing plasma concentrations of dexmedetomidine in humans. Anesthesiology. 2000 ; 93 : 382-94.

10) Hoffman WE, Kochs E, Werner C, et al. Dexmedetomidine improves neurologic outcome from incomplete ischemia in the rat. Reversal by the alpha 2-adrenergic

11) Talke P, Bickler PE. Effects of dexmedetomidine on hypoxia-evoked glutamate release and glutamate receptor activity in hippocampal slices. Anesthesiology. 1996 ; 85 : 551-7.

12) Engelhard K, Werner C, Eberspacher E, et al. The effect of the alpha 2-agonist dexmedetomidine and the N-methyl-D-aspartate antagonist S（+）-ketamine on the expression of apoptosis-regulating proteins after incomplete cerebral ischemia and reperfusion in rats. Anesth Analg. 2003 ; 96 : 524-31, table of contents.

13) Kakinohana M, Kakinohana O, Jun JH, et al. The activation of spinal N-methyl-D-aspartate receptors may contribute to degeneration of spinal motor neurons induced by neuraxial morphine after a noninjurious interval of spinal cord ischemia. Anesth Analg. 2005 ; 100 : 327-34.

14) Spiegel DR, Chen V. A case of postoperative cognitive decline, with a highly elevated C-reactive protein, status post left ventricular assist device insertion : a review of the neuroinflammatory hypothesis of delirium. Innov Clin Neurosci. 2012 ; 9 : 35-41.

15) van Gool WA, van de Beek D, Eikelenboom P. Systemic infection and delirium : when cytokines and acetylcholine collide. Lancet. 2010 ; 375 : 773-5.

16) Capri M, Yani SL, Chattat R, et al. Pre-operative, high-IL-6 blood level is a risk factor of post-operative delirium onset in old patients. Front Endocrinol（Lausanne）. 2014 ; 5 : 173.

17) Zhang W, Wang T, Wang G, et al. Effects of dexmedetomidine on postoperative delirium and expression of IL-1beta, IL-6, and TNF-alpha in elderly patients after hip fracture operation. Front Pharmacol. 2020 ; 11 : 678.

18) Hu J, Zhu M, Gao Z, et al. Dexmedetomidine for prevention of postoperative delirium in older adults undergoing oesophagectomy with total intravenous anaesthesia : a double-blind, randomised clinical trial. Eur J Anaesthesiol. 2021 ; 38 : S9-17.

19) Yang W, Kong LS, Zhu XX, et al. Effect of dexmedetomidine on postoperative cognitive dysfunction and inflammation in patients after general anaesthesia : A PRISMA-compliant systematic review and meta-analysis. Medicine（Baltimore）. 2019 ; 98 : e15383.

20) Sallinen J, Haapalinna A, Viitamaa T, et al. Adrenergic alpha2C-receptors modulate the acoustic startle reflex, prepulse inhibition, and aggression in mice. J Neurosci. 1998 ; 18 : 3035-42.

21) Kagawa K, Mammoto T, Hayashi Y, et al. The effect of imidazoline receptors and alpha2-adrenoceptors on the anesthetic requirement（MAC）for halothane in rats. Anesthesiology. 1997 ; 87 : 963-7.

22) Winterer G, Androsova G, Bender O, et al. Personalized risk prediction of postoperative cognitive impairment-rationale for the EU-funded BioCog project. Eur Psychiatry. 2018 ; 50 : 34-9.

23) Wu J, Vogel T, Gao X, et al. Neuroprotective effect of dexmedetomidine in a murine model of traumatic brain injury. Sci Rep. 2018 ; 8 : 4935.

24) Mason KP. Paediatric emergence delirium : a comprehensive review and interpretation of the literature. Br J Anaesth. 2017 ; 118 : 335-43.

25) Fortier MA, Kain ZN. Treating perioperative anxiety and pain in children : a tailored and innovative approach. Paediatr Anaesth. 2015 ; 25 : 27-35.

26) Power NM, Howard RF, Wade AM, et al. Pain and behaviour changes in children following surgery. Arch Dis Child. 2012 ; 97 : 879-84.

27) van Hoorn CE, Hoeks SE, Essink H, et al. A systematic review and narrative synthesis on the histological and neurobehavioral long-term effects of dexmedetomidine. Paediatr Anaesth. 2019 ; 29 : 125-36.

28) Lee-Archer PF, von Ungern-Sternberg BS, Reade M, et al. The effect of dexmedetomidine on postoperative behaviour change in children : a randomised controlled trial. Anaesthesia. 2020 ; 75 : 1461-8.

29) Yao Y, Sun Y, Lin J, et al. Intranasal dexmedetomidine versus oral midazolam premedication to prevent emergence delirium in children undergoing strabismus surgery : a randomised controlled trial. Eur J Anaesthesiol. 2020 ; 37 : 1143-9.

〈白水和宏　山浦 健〉

2 デクスメデトミジンはどうして有用か？

SUMMARY

1 デクスメデトミジンは術後せん妄の発症および術後認知機能低下を軽減する．
2 デクスメデトミジンは局所麻酔薬に添加することで神経ブロックの作用時間を延長する．
3 デクスメデトミジンは中枢神経障害に対して神経保護的に作用する．
4 デクスメデトミジンには有害な作用もある．

　選択的α_2受容体アゴニストであるデクスメデトミジンは，そのユニークな薬理作用機序から，手術患者のアウトカムを改善する可能性が示唆されている．臨床研究においては，鎮静薬として使用することで術後せん妄を予防することや[1]，適応外使用ではあるが局所麻酔薬の添加物として使用することで神経ブロックの鎮痛効果を高め，作用時間を延長することが報告されている[2]．基礎研究においては，神経保護作用を中心にデクスメデトミジンの多彩な有用性が報告されている[3-5]．有益な報告ばかりが目立つデクスメデトミジンであるが，近年，基礎研究により有害な作用も報告されており，注意が必要である[6,7]．本稿では「デクスメデトミジンがどうして有用か？」を，その薬理作用機序に注目して解説する．

▶ 1. 術後せん妄および術後認知機能低下に関する有用性

　デクスメデトミジンが心臓手術患者および集中治療室患者のせん妄

COLUMN ●

表1 デクスメデトミジンの作用と薬理学的機序

有用な作用	薬理学的機序
術後せん妄の発症を減少 術後の認知機能低下を軽減	アストロサイトのα₂受容体に作用 イミダゾリン受容体に作用 ニコチン性アセチルコリン受容体に作用
神経ブロックの作用時間を延長	過分極活性化陽イオン電流を遮断
脊髄の虚血再灌流障害を軽減	プロテインキナーゼB/CREBシグナル伝達を増強
脳の虚血再灌流障害を軽減	TLR4/NFκBシグナル伝達を阻害
脊髄損傷を軽減	α₂受容体に作用
有害な作用	**薬理学的機序**
神経ブロックの神経障害を増悪（糖尿病合併時）	不明
乳がん・肺がん・大腸がんの転移を助長	不明

の発症を減少することがランダム化比較試験のメタアナリシスにより報告されている[8,9]．しかし，小規模のランダム化比較試験は治療効果を過大評価する可能性があり，メタアナリシスは偽陽性結果をもたらすリスクがある．そこでDuanらは，心臓手術患者および非心臓手術患者を対象としたデクスメデトミジンによる術後せん妄の減少効果に関する累積メタアナリシスデータを使用して逐次解析を行った[1]．その結果，デクスメデトミジンは心臓手術・非心臓手術を問わず患者の術後せん妄の発症を減少することが明らかになった．基礎研究において，デクスメデトミジンはアストロサイトのα₂受容体に作用して脳由来神経栄養因子（brain-derived neurotrophic factor：BDNF）の放出を促進し，神経細胞におけるγ-アミノ酪酸（γ-aminobutyric acid：GABA）受容体の発現を抑制することで，全身麻酔による術後の認知機能低下を軽減することが明らかにされている[10]．近年，脳内の炎症反応と術後の認知機能低下の関連性が明らかにされており，壊死組織から放出されるサイトカインの一種であるHMGB1が脳内の炎症反応を引き起こすことが報告されている[11]．デクスメデトミジンはイミダゾール基を有するため，α₂受容体だけでなくイミダゾリン受容体にも作用する．デクスメデトミジンがイミダゾリン受容体とニコチン性ア

JCOPY 498-05548

セチルコリン受容体に作用して HMGB1 によって引き起こされる脳内の炎症反応を抑制し，術後の認知機能低下を軽減することが報告されている[12]．デクスメデトミジンはα$_2$受容体アゴニストとしての直接的な作用だけではなく，複数の薬理作用機序を介して術後せん妄および術後認知機能低下を軽減することが基礎研究により明らかにされている．

2. 神経ブロックに関する有用性

　神経ブロックの添加物としてのデクスメデトミジンの使用は適応外使用である．それにも関わらず，デクスメデトミジンの添加が神経ブロックの質を向上させることが多くの臨床研究で報告されており，質の高いエビデンスが構築されている[2]．選択的α$_2$受容体アゴニストであるデクスメデトミジンが，どのようにして鎮痛効果をもたらすのかは十分に解明されていない．末梢性機序として，Brummett らは，デクスメデトミジンによる過分極活性化陽イオン電流の遮断作用を報告している[13]．本研究においてα$_2$受容体アンタゴニストの投与によりデクスメデトミジンを添加した神経ブロックの効果時間が短縮しなかったことから，デクスメデトミジンによる鎮痛作用の末梢性機序に，本来の薬理作用であるα$_2$受容体アゴニストとしての作用は関与しないと推測されている．カテーテル留置による持続末梢神経ブロックは，カテーテル先端位置の移動による鎮痛効果の低下や，術後の早期離床やリハビリテーションの妨げになるといった問題点がある．神経ブロックの添加物としてのデクスメデトミジンの臨床使用が承認されれば，単回投与で長時間の鎮痛効果が得られ，持続末梢神経ブロックのためのカテーテル留置が不要となり，現在の周術期管理を大きく変える可能性がある．

3. 中枢神経における神経保護作用

　近年，中枢神経の虚血再灌流障害に対するデクスメデトミジンの神経保護作用が報告されている[3,4]．転写制御因子の一種である環状アデノシン 1 リン酸（cyclic adenosine monophosphate：cAMP）応答配列結合蛋白質（cyclic AMP response-element binding protein：CREB）

が，脳虚血による神経細胞のアポトーシスの制御において重要な役割を担っている．CREB は BDNF やフリーラジカルスカベンジャーの発現を促進することで神経細胞に保護的に働く[14]．Bell らはデクスメデトミジンがプロテインキナーゼ B/CREB シグナル伝達を増強し，BDNF などのアポトーシス阻害因子の産生を促進することで脊髄の虚血再灌流障害を軽減することを明らかにした[3]．脳虚血の病態形成には様々な自然免疫応答が関与している．虚血が起こった脳組織には単球系細胞が浸潤するが，Toll like receptor（TLR）を介して活性化された単球系細胞が炎症性サイトカインを産生して脳虚血後炎症が増悪する[15]．Kim らは，デクスメデトミジンが TLR4/nuclear factor-κB（NFκB）シグナル伝達を阻害することで脳内の炎症反応を抑制し，虚血再灌流障害を軽減することを明らかにした[4]．虚血再灌流障害だけではなく，外傷性脊髄損傷においてもデクスメデトミジンの神経保護作用が報告されている[5]．Gao らはラットの頸髄損傷モデルを用いて，頸髄損傷後のデクスメデトミジンの投与が，損傷部位に浸潤した単球系細胞の活性化を抑制し，炎症性サイトカインの産生を減少することで神経保護的に作用して，頸髄損傷後の四肢の運動能を改善することを明らかにした[5]．脊髄損傷に対するデクスメデトミジンの神経保護作用は，α_2受容体アンタゴニストであるヨヒンビンの投与により拮抗されることから，α_2受容体アゴニストとしての直接的な作用によると推測されている．脳虚血や頭部外傷，脊髄損傷といった中枢神経障害は患者の生活の質を著しく損なう．中枢神経障害に対する新規治療法として再生治療が注目されているが，長期的な治療効果や安全性については今後も十分な検討が必要である．中枢神経障害に対する有効な治療法の確立は世界共通の課題であるため，神経保護薬としてのデクスメデトミジンの臨床知見の報告が待たれる．

▶ 4. デクスメデトミジンの有害作用

　本稿では，本来の使用目的である鎮静作用以外に，患者アウトカムの向上に役立つデクスメデトミジンの有用性について解説してきた．「魔法の薬」に思えるデクスメデトミジンだが，基礎研究において有害な作用も報告されている．本稿のテーマは「デクスメデトミジンの有

用性」であるが，デクスメデトミジンの安易な使用に対する警笛とし
て，「デクスメデトミジンの有害作用」についても紹介する．

　糖尿病の合併は神経ブロックにおける神経障害発生の危険因子であ
る．糖尿病モデルラットを用いた基礎研究において，デクスメデトミ
ジンの添加が局所麻酔による坐骨神経障害を増悪することが報告され
ている[7]．Yu ら[7]の基礎研究によると，デクスメデトミジンの単独投
与では坐骨神経障害は起こらなかったが，局所麻酔薬にデクスメデト
ミジンを添加することで炎症性サイトカインの産生と坐骨神経の脱髄
を伴う軸索変性が起こり，神経ブロック後の坐骨神経障害が増悪し
た．神経ブロックの添加物としてのデクスメデトミジンの使用は有用
な報告が多いが，患者背景によっては有害に作用する可能性があるこ
とを念頭に置く必要がある．吸入麻酔薬は免疫機能を抑制するため，
がん細胞の転移を助長する可能性が示唆されている[16,17]．一方，静脈
麻酔薬は抗炎症作用や抗酸化作用を有し，免疫機能を抑制しないこと
が報告されている[18]．デクスメデトミジンは静脈麻酔薬であるにも関
わらず，乳がん・肺がん・大腸がんの細胞数を増加し，転移を助長す
る可能性が基礎研究により示唆された[6]．

■文献

1) Duan X, Coburn M, Rossaint R, et al. Efficacy of perioperative dexmedetomi-
   dine on postoperative delirium : systemic review and meta-analysis with
   trial sequential analysis of randomised controlled trials. Br J Anaesth.
   2018 ; 121 : 384-97.

2) Vorobeichik L, Brull R, Abdallah FW. Evidence basis for using perineural dex-
   medetomidine to enhance the quality of brachial plexus nerve block : a
   systemic review and meta-analysis of randomized controlled trials. Br J
   Anaesth. 2017 ; 118 : 167-81.

3) Bell MT, Puskas F, Bennett DT, et al. Dexmedetomidine, an alpha-2a adren-
   ergic agonist, promotes ischemic tolerance in a murine model of spinal
   cord ischemia-reperfusion. J Thorc Cardiovasc Surg. 2014 ; 147 : 500-6.

4) Kim E, Kim HC, Lee S, et al. Dexmedetomidine confers neuroprotection
   against transient global cerebral ischemia/reperfusion injury in rats by
   inhibiting inflammation through inactivation of the TLR-4/NF-κB pathway.
   Neurosci Lett. 2017 ; 649 : 20-7.

5) Gao J, Sun Z, Xiao Z, et al. Dexmedetomidine modulates neuroinflamma-
   tion and improves outcome via alpha2-adrenergic receptor signaling after
   rat spinal cord injury. Br J Anaesth. 2019 ; 123 : 827-38.

6) Lavon H, Matzner P, Benbenishty A, et al. Dexmedetomidine promotes

metastasis in rodent models of breast, lung, and colon cancers. Br J Anaesth. 2018 ; 120 : 188-96.

7) Yu ZY, Geng J, Li ZQ, et al. Dexmedetomidine enhances ropivacaine-induced sciatic nerve injury in diabetic rats. Br J Anaesth. 2019 ; 122 : 141-9.

8) Pasin L, Landoni G, Nardelli P, et al. Dexmedetomidine reduces the risk of delirium, agitation and confusion in critically ill patients : a meta-analysis of randomized controlled trials. J Cardiothorac Vasc Anesth. 2014 ; 28 : 1459-66.

9) Liu X, Xie G, Zhang K, et al. Dexmedetomidine vs propofol sedation reduces delirium in patients after cardiac surgery : a meta-analysis with trial sequential analysis of randomized controlled trials. J Crit Care. 2017 ; 38 : 190-6.

10) Wang DS, Kaneshwaran K, Lei G, et al. Dexmedetomidine prevents excessive γ-aminobutyric acid type a receptor function after anesthesia. Anesthesiology. 2018 ; 129 : 477-89.

11) Vacas S, Degos V, Tracey KJ, et al. High-mobility group box 1 protein initiates postoperative cognitive decline by engaging bone marrow-derived macrophages. Anesthesiology. 2014 ; 120 : 1160-7.

12) Hu J, Vacas S, Feng X, et al. Dexmedetomidine prevents cognitive decline by enhancing resolution of high mobility group box 1 protein-induced inflammation through a vagomimetic action in mice. Anesthesiology. 2018 ; 128 : 921-31.

13) Brummett CM, Hong EK, Janda AM, et al. Perineural dexmedetomidine added to ropivacaine for sciatic nerve block in rats prolongs the duration of analgesia by blocking the hyperpolarization-activated cation current. Anesthesiology. 2011 ; 115 : 836-43.

14) Finkbeiner S, Tavazoie SF, Maloratsky A, et al. CREB : a major mediator neuronal neurotrophin responses. Neuron. 1997 ; 5 : 1031-47.

15) Chen CJ, Kono H, Golenbock D, et al. Identification of a key pathway required for the sterile inflammatory response triggered by dying cells. Nat Med. 2007 ; 13 : 851-6.

16) Benzonana LL, Perry NJ, Watts HR, et al. Isoflurane, a commonly used volatile anesthetic, enhances renal cancer growth and malignant potential via the hypoxia-inducible factor cellular signaling pathway in vitro. Anesthesiology. 2013 ; 119 : 593-605.

17) Buckley A, McQuaid S, Johnson P, et al. Effect of anaesthetic technique on the natural killer cell anti-tumor activity of serum from women undergoing breast cancer surgery : A pilot study. Br J Anaesth. 2014 ; 113 Suppl 1 : i56-62.

18) Jiang S, Liu Y, Huang L, et al. Effects of propofol on cancer development and chemotherapy : potential mechanisms. Eur J Pharmacol. 2018 ; 831 : 46-51.

〈澤田敦史〉

JCOPY 498-05548

5 ベンゾジアゼピン系薬物

SUMMARY

1 小児の覚醒時せん妄はベンゾジアゼピン前投薬では抑制されなかったが，手術終了直前のベンゾジアゼピン静脈投与で抑制された．
2 小児の手術室退室後のせん妄，認知機能に対してのベンゾジアゼピンの抑制効果については，一定の見解には達していない．
3 高齢者では，前投薬や術中に投与したベンゾジアゼピンがせん妄や術後認知機能に対して抑制的に働くという研究結果が複数発表されている．
4 ガイドラインでは周術期のベンゾジアゼピン投与は基本的に避けることを薦めている．

1. ベンゾジアゼピン系薬物は小児の覚醒時せん妄を改善するか？

　覚醒時せん妄は術後せん妄の1つで，小児患者の覚醒時せん妄(emergence delirium)は覚醒時興奮(emergence agitation)として頻度高く観察される．3〜7歳の小児521人に対する1年間の前向きコホート研究[1]では18%で覚醒時興奮が観察された．多変量ロジスティック解析では「覚醒までの時間」「イソフルランの使用」「耳鼻咽喉科手術」が有意な説明変数として，「眼科手術」「低い適応性」が関連のある説明変数として検出された．発生率リスクの高い手術における覚醒時興奮の発症率は18%よりもっと高いということである．

　ミダゾラムが覚醒時せん妄を抑制するかどうかが，耳鼻咽喉科・眼科手術

の小児患者を対象とした5つの研究のメタアナリシスにより検討され，ミダゾラムは覚醒時興奮を抑制しないと結論が得られている[2]．1つの研究では麻酔導入後にミダゾラム 0.1 mg/kg を静脈内投与し手術時間は 25±16 分[3]，他の4つの研究では麻酔導入約 30 分前にミダゾラム 0.5 mg/kg 経口投与された[4-7]．ただし，これらの研究間の異質性があり，研究ごとに何らかの差異（例えば患者背景の違いなど）があることが統計学的に示された．

一方，ミダゾラム 0.03 または 0.05 mg/kg を斜視手術の終了直前に静脈内投与することにより，覚醒時興奮の発生率を 43.3%から 16.7%に減少させたという研究もある[8]．この研究ではチオペンタールで麻酔導入し，セボフルランと 50%亜酸化窒素で麻酔維持した．鎮痛のためアセトアミノフェン 10 mg/kg を麻酔導入後に投与した．手術時間は平均約 45 分であった．

覚醒直前にミダゾラムを投与した研究と，前投薬もしくは麻酔導入後にミダゾラムを投与した研究を比較すると，覚醒時せん妄を抑制するにはある程度以上のミダゾラム濃度が必要となることが示唆される．ただし，ミダゾラムを多く投与するほど鎮静効果が強くなるので，ミダゾラム投与に工夫が必要となるだろう．前述の研究[8]では 0.03 mg/kg 投与時に比べ 0.05 mg/kg 投与時の方が麻酔からの覚醒までの時間が平均で 3 分長かった．

▶ 2. 小児患者における手術室退室後短期間の術後せん妄，術後認知機能障害，退院後行動変化

術後せん妄は覚醒時だけではなくその後短期間継続することがある．例えば小児集中治療室（pediatric intensive care unit：PICU）入室患者の 1/3 では 24 時間以上にわたって継続するという調査結果がある[9]．集中治療室における小児のせん妄を調べた 300 名のコホート研究では，ベンゾジアゼピン系薬物投与はより長時間のせん妄と翌日のせん妄のリスクを上昇させる，という結果が得られている[10]．

小児患者における術後の認知機能について，5〜10 歳の小児 179 名に対する randomized placebo-controlled trial がある[11]．0.2 mg/kg のミダゾラムを口腔粘膜に投与された群では，コントロール群に比べて，ミダゾラムもしくはプラセボ投与の 30 分後のベースライン測定と比べ手術直後では選択反応時間（choice reaction time）が遅く，協調運動（psychomotor co-ordination）が阻害されていた．ミダゾラム群は手術直後と 48 時間後の健忘（amnesia）にも関連していた．この研究では，ミダゾラム投与前の測定値がなく，両群のミダゾラム投与前の状態が同じであったかどうかはわからない．ランダム化試験ではあるが，解釈に注意が必要である．

小児の術後2週間の行動変化を2〜7歳の86人で調べた研究がある[12]．Post hospitalization behavior questionnaire を術後1，2，3，7，14日後に施行し，0.5 mg/kg ミダゾラム前投薬により術後7日間，退行（negative behavioral change）が軽度であった．本研究は，鎮静効果のある薬物の麻酔前投薬が術後にも有益であると結論している．

ミダゾラム前投薬や集中治療室でのベンゾジアゼピン投与は手術室退室後の認知機能や行動にも影響した，という結果が複数発表されている．しかし，その効果が好ましいかどうかについては結果が分かれており，どのような患者に投与するのが好ましいかも明確ではない．

▶ 3. 高齢者の術後せん妄とベンゾジアゼピン

高齢者のせん妄について，30年ほど前に既に多変量解析によるリスク分析が行われている[13]．65歳以上の325名の患者のコホート研究であり，1つの3次医療機関の一般病棟および外科病棟の入院患者のデータが解析された．91名にせん妄が発生した．年齢および性別で調整した単変量解析で95%信頼区間に1を含まなかった因子のうち患者背景に関する因子は80歳以上(性別のみ調整，オッズ比（odds ratio：OR）が6.6 [95%信頼区間3.7〜11.7]），もともとある認知機能障害（OR 5.8 [3.0〜11.5]），骨折による入院（OR 8.6 [3.2〜23.0]），施設に入所していた患者（OR 2.5 [1.4〜4.7]），感染（OR 1.9 [1.04〜3.6]），コントロール不良の疼痛（OR 1.9 [1.1〜3.3]）で，薬物に関する因子は抗精神病薬の使用（OR 2.5 [1.2〜5.4]），ジゴキシン（OR 0.5 [0.3〜0.9]），全てのベンゾジアゼピン（OR 0.4 [0.2〜0.8]），短時間作用性のベンゾジアゼピン（OR 0.6 [0.3〜0.97]），長時間作用性のベンゾジアゼピン（OR 0.1 [0.03〜0.6]）であった．このうちベンゾジアゼピンのOR について，著者は「これは本当だ」と論文本文にわざわざ記載している．この単変量解析の結果は，アウトカム（ここではせん妄）を発生させる因子（交絡因子を含む）を加味しない解析結果をそのまま鵜呑みにしてはならないことを示唆している．続けて行った多変量解析により検出された独立変数はもともとある認知機能障害（OR 9.0 [4.0〜20.1]），骨折による入院（OR 6.6 [2.2〜19.3]），

80歳以上（OR 5.2［2.6～10.5］），抗精神病薬の使用（OR 4.5［1.8～10.5］），感染（OR 3.0［1.4～6.2］），麻薬の使用（OR 2.5［1.2～5.2］），男性（OR 2.4［1.2～4.8］）であった．ベンゾジアゼピンは多変量解析の最終モデルには含まれなかった．91名のコホート研究データによる解析結果であるためかもしれない．

　人工膝関節置換術（total knee arthroplasty：TKA）または人工股関節置換術（total hip arthroplasty：THA）の患者の術後せん妄と関連する因子を調べた研究を見てみよう[14]．本研究は大きなサイズのデータを用いた後ろ向き研究で，欠損値のない27,607名のデータもしくは欠損値を補完した全41,766名のデータを多変量解析した．その結果，データの欠損値の有無にかかわらず，以下の因子が術後せん妄に有意に関連するものとして抽出された：TKA（対 THA），年齢（高齢ほど高リスク），全身麻酔（対 脊髄くも膜下麻酔と硬膜外麻酔併用，対 硬膜外麻酔，対 脊髄くも膜下麻酔），術中麻薬投与，術中ベンゾジアゼピン非投与（欠損値なしのデータ：OR 0.64［0.51，0.81］，補完したデータ：OR 0.71［0.59，0.87］），術中ケタミン投与，術後ベンゾジアゼピン投与（OR 2.70［2.13，3.40］，2.47［2.04，2.97］），術後ケタミン投与，糖尿病，うつ病/不安症，精神病．補完データの解析では加えて腎疾患も有意な因子であった．術中のベンゾジアゼピン使用は術後せん妄のリスクを下げることが示された一方で，術後のベンゾジアゼピン使用が術後せん妄とどのような関連があるのかは，せん妄の発症時期とベンゾジアゼピン使用のタイミングの前後関係の情報がないため明らかではなかった．

　心臓手術後のせん妄に対するベンゾジアゼピンの影響を調べたB-Free Pilot trialの結果が公表されている[15]．ベンゾジアゼピンを術中に使用しないrestricted群と，術中に投与するliberal群に分けてせん妄について調査した．本研究は多施設研究で行われ，施設ごとのバイアスを排除するために，どの施設もある期間はrestricted，別の期間はliberalとし，restrictedとliberalの順序は施設ごとにランダムに決定した．術後せん妄の発生率はrestricted群で17.5%（411名中72名），liberal群で14.1%（389名中55名）で有意差を認めなかった．集中治療室および病院の滞在日数，院内での致死率にも有意差を認めなかった．

　American Geriatrics Societyでは高齢者の術後せん妄についてのガイドラインを出版しており，ベンゾジアゼピンを興奮性術後せん妄の第1選択に

すべきではない，としている[16]．

　European Society of Anesthesiology でも術後せん妄についてのガイドラインを出版している．こちらでは，周術期のベンゾジアゼピンの投与は避けることを基本とし，アルコールの離脱症状がある場合にはベンゾジアゼピンの使用を考慮する，と結論している[17]．

　精神科リエゾンの依頼があった手術患者のうち，精神症状を発症していない250名における術後7日目までのせん妄の発症率を，ベンゾジアゼピン投与の有無に分けて調べた研究がある[18]．この研究ではせん妄について次の4群が比較された：ベンゾジアゼピンを術前から術後にかけて継続的に内服したcontinued 群（術後2日間までの休薬患者はこの群に含まれた）；術前にはベンゾジアゼピン内服していたが術後にベンゾジアゼピン内服を中止または術後3日以降に再開したdiscontinued 群，術前には内服していなかったが術後に内服をしたinitiated 群，術前から術後にかけてベンゾジアゼピンを内服しなかったnever-used 群．78名に術後せん妄が発症し，それぞれの群での発症率はcontinued 群13.8％，discontinued 群49.0％，initiated 群11.8％，never-used 群28.7％であった．Discontinued 群では「認知機能障害がないこと」「せん妄歴がないこと」「入院時に抗精神病薬を内服していないこと」が高リスク因子で，それぞれの術後せん妄発生率は47.5％（40名中19名），48.8％（43名中21名），52.2％（46名中24名）であった．術後せん妄リスクの高い70歳以上の高齢者を除いたdiscontinued 群の術後せん妄発生率は33.3％（15名中5名）であった．先述のAmerican Geriatrics Society のガイドライン[16]では，ベンゾジアゼピン離脱症候群を呈する長期ベンゾジアゼピン内服患者にベンゾジアゼピン投与を制限することには弊害があるかもしれない，としているがその根拠は示されていない．本研究は，ガイドラインの推奨を後押しする結果である．

▶ 4．高齢者の術後認知機能障害とベンゾジアゼピン

　高齢者の術後認知機能障害の発生について60〜84歳の腹部大手術患者35名において調べた研究がある[19]．前投薬としてジアゼパム0.15mg/kgが経口投与された．この研究はISPOCD 1 study という術後認知機能障害についての大きな研究データのサブセットの解析結果である．年齢，麻酔時間，ジアゼパム（終末相半減期約30時間）および活性代謝物であるノルダゼパム（終

末相半減期約 60 時間）の血中濃度を多変量解析の説明変数候補としたところ，年齢のみが術後 1 週間における認知機能障害の有意な説明変数となった．なお，血中濃度測定用の採血は認知機能テストのあとに行われた．

　ISPOCD 1 study では 60 歳以上の腹部大手術，非心臓胸部手術，および整形外科手術患者 1,218 名に術後 1 週間および 3 か月に認知機能検査を行った[20]．術前のベンゾジアゼピン内服は 3 か月後の認知機能低下と有意に関連（OR 0.4 [0.2〜1.0]）し，抑制的に働くように見えた．ただし，術前のベンゾジアゼピン内服患者 116 名のうち 53 名は術後 3 か月の検査より前に内服を終了しており全ての患者で認知機能低下を認めず，ベンゾジアゼピン内服を継続していた患者には，それ以外の患者と同程度の割合で認知機能低下を認めた．著者らは術前のベンゾジアゼピン内服は，術後 3 か月の認知機能に影響を与えないことをほのめかしている．

■文献

1) Voepel-Lewis T, Malviya S, Tait AR. A prospective cohort study of emergence agitation in the pediatric postanesthesia care unit. Anesth Anal. 2003 ; 96 : 1625-30.

2) Dahmani S, Stany I, Brasher C, et al. Pharmacological prevention of sevoflurane- and desflurane-related emergence agitation in children : a meta-analysis of published studies. Br J Anaesth. 2010 ; 104 : 216-23.

3) Cohen IT, Drewsen S, Hannallah RS. Propofol or midazolam do not reduce the incidence of emergence agitation associated with desflurane anaesthesia in children undergoing adenotonsillectomy. Paediatr Anaesth. 2002 ; 12 : 604-9.

4) Lapin SL, Auden SM, Goldsmith LJ, et al. Effects of sevoflurane anaesthesia on recovery in children : a comparison with halothane. Paediatr Anaesth. 1999 ; 9 : 299-304.

5) Viitanen H, Annila P, Viitanen M, et al. Premedication with midazolam delays recovery after ambulatory sevoflurane anesthesia in children. Anesth Analg. 1999 ; 89 : 75-9.

6) Viitanen H, Annila P, Viitanen M, et al. Midazolam premedication delays recovery from propofol-induced sevoflurane anesthesia in children 1-3 yr. Can J Anaesth. 1999 ; 46 : 766-71.

7) Kain ZN, Caldwell-Andrews AA, Mayes LC, et al. Family-centered preparation for surgery improves perioperative outcomes in children : a randomized controlled trial. Anesthesiology. 2007 ; 106 : 65-74.

8) Cho EJ, Yoon SZ, Cho JE, et al. Comparison of the effects of 0.03 and 0.05 mg/kg midazolam with placebo on prevention of emergence agitation in children having strabismus surgery. Anesthesiology. 2014 ; 120 : 1354-61.

9) Meyburg J, Dill M-L, Traube C, et al. Patterns of postoperative delirium in children. Pediatric Crit Care Med. 2017 ; 18 : 128-33.

10) Smith HAB, Gangopadhyay M, Goben CM, et al. Delirium and benzodiazepines associated with prolonged ICU stay in critically ill infants and young children. Crit Care

Med. 2017 ; 45 : 1427-35.

11) Millar K, Asbury AJ, Bowman AW, et al. A randomised placebo-controlled trial of the effects of midazolam premedication on children's postoperative cognition. Anaesthesia. 2007 ; 62 : 923-30.

12) Kain ZN, Mayes LC, Wang S-M, et al. Postoperative behavioral outcomes in children : effects of sedative premedication. Anesthesiology. 1999 ; 90 : 758-65.

13) Schor JD, Levkoff SE, Lipsitz LA, et al. Risk factors for delirium in hospitalized elderly. JAMA. 1992 ; 267 : 827-31.

14) Weinstein SM, Poultsides L, Baaklini LR, et al. Postoperative delirium in total knee and hip arthroplasty patients : a study of perioperative modifiable risk factors. Br J Anaesth. 2018 ; 120 : 999-1008.

15) Spence J, Belley-Côté E, Jacobsohn E, et al. Restricted versus liberal intraoperative benzodiazepine use in cardiac anaesthesia for reducing delirium（B-Free Pilot）: a pilot, multicentre, randomised, cluster crossover trial. Br J Anaesth. 2020 ; 125 : 38-46.

16) American Geriatrics Society Expert Panel on Postoperative Delirium in Older Adults. American Geriatrics Society Abstracted Clinical Practice Guideline for Postoperative Delirium in Older Adults. J Am Geriatr Soc. 2015 ; 63 : 142-50.

17) Aldecoa C, Bettelli G, Bilotta F, et al. European Society of Anaesthesiology evidence-based and consensus-based guideline on postoperative delirium. Eur J Anaesthesiol. 2017 ; 34 : 192-214.

18) Omichi C, Ayani N, Oya N, et al. Association between discontinuation of benzodiazepine receptor agonists and post-operative delirium among inpatients with liaison intervention : A retrospective cohort study. Compr Psychiatry. 2021 ; 104 : 152216.

19) Rasmussen LS, Steentoft A, Rasmussen H, et al. Benzodiazepines and postoperative cognitive dysfunction in the elderly. ISPOCD Group. International Study of Postoperative Cognitive Dysfunction. Br J Anaesth. 1999 ; 83 : 585-9.

20) Moller JT, Cluitmans P, Rasmussen LS, et al. Long-term postoperative cognitive dysfunction in the elderly : ISPOCD1 study. Lancet. 1998 ; 351 : 857-61.

〈増井健一〉

3 新薬レミマゾラムの この領域における可能性

SUMMARY

1 レミマゾラムはプロポフォールと同程度の半減時間を持つ.

2 循環抑制作用が弱いことが有益なケースではレミマゾラム麻酔は有用かもしれない.

3 ベンゾジアゼピンの体内での残存が脳機能抑制を起こすのであれば, 短時間作用性のレミマゾラムは投与終了後の脳機能抑制作用が他のベンゾジアゼピンより弱いと考えられる.

▶ 1. レミマゾラムはどんな薬か?

　2020年1月に世界に先駆けて日本で初めて認可されたベンゾジアゼピン系全身麻酔薬で, 2020年8月に販売が開始された[1]. 米国, 中国では内視鏡等の処置時の鎮静 (procedural sedation) に使用する薬物として2020年8月に認可された. ヨーロッパでも処置時の鎮静薬および全身麻酔薬として今後承認される見込みである.

　同じベンゾジアゼピン系のミダゾラムは, 循環動態が不安定な患者の全身麻酔の導入, 処置時や集中治療室での鎮静に広く使われている. ミダゾラムの長時間持続投与後のミダゾラム半減時間は100分以上[2]で, ミダゾラムを持続投与終了後に濃度が4分の3になるには平均的な若年者で約6時間, 平均的な高齢者で約7時間必要になる 図1 . ミダゾラムは薬物動態学的に個人間差が大きく[3], 高齢者 (67〜81歳) では若年者 (24〜28歳) より必要濃度が低い[2]. このよ

JCOPY 498-05548

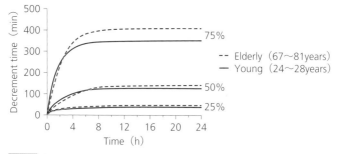

図1 Context sensitive decrement time for midazolam

うな薬理学的特徴を持つミダゾラムは決して使いやすい薬物ではない.

そこで,もっと調節性の良いベンゾジアゼピン系を開発しようとして,分解速度が極めて速いカルボン酸エステルである麻薬のレミフェンタニルを参考にして開発されたのがレミマゾラムである[4]. レミマゾラムはカルボン酸エステルとして開発されたが,レミフェンタニルのように血液内のエステラーゼに代謝されるという特徴を持たなかったため,レミフェンタニルほど速やかには代謝されない. レミマゾラムの代謝部位は主に肝臓で,カルボキシルエステラーゼ1により速やかに代謝される[5]. レミマゾラム持続投与終了後の濃度半減時間は(それまでの投与履歴によるが)15分前後で,概ねプロポフォールと同程度である. 代謝酵素はチトクローム P450 ではなくカルボキシルエステラーゼ1であることから,薬物動態的相互作用を示す薬物は少ないが,カルボキシルエステラーゼ1阻害薬であるジルチアゼムはレミマゾラムの代謝を 57%低下させたという *in vitro* のデータがある. レミマゾラムの代謝物であるレミマゾラム酸のγ-アミノ酪酸A受容体への親和性はレミマゾラムの 410 分の1であり[4],代謝産物の薬理活性は通常考えなくて良い.

循環抑制作用については治験のデータと臨床での使用感からは,プロポフォールと比べると弱いようで,他の全身麻酔薬でよく見られる麻酔導入時および麻酔維持時の血圧低下はないか,もしくは軽度なことが多い. 血圧低下をきたしやすい症例,血圧低下を避けたい症例では循環管理しやすい薬物といえる.

呼吸に関しては,レミマゾラム単剤の投与であれば,ある程度鎮静

されている状態でも自発呼吸運動は比較的温存されやすいが，鎮静薬なので投与中および投与終了後の気道の開通性には注意が必要である．また，オピオイド等の鎮痛薬の併用時の自発呼吸や気道の開通性についてはまだ知見がないが，一般的には鎮痛薬投与時には呼吸抑制が起こりやすい．例えば，プロポフォールは単独投与では呼吸運動が維持されやすいが，オピオイドとは呼吸抑制に対して相乗作用がある[6]．レミマゾラムも特にオピオイド併用との相互作用による呼吸抑制の発生には注意が必要であろう．

　ミダゾラムとの違いは，何といっても作用時間の短さである．この作用の短さは，投与のしやすさにつながる．レミマゾラム効果が得られないときには，投与後の効果の遷延を気にすることなく必要なだけ追加投与ができる．半面もし，投与終了後に効果が残って欲しい時には，レミマゾラムの効果消失の速さはマイナスとなる可能性もある．

　さて，上記のような特徴を持つレミマゾラムを全身麻酔維持に利用することで，神経予後に良い作用をもたらすであろうか？

▶ 2. 術中に血圧を下げないことの術後脳機能に対する意義

　術後せん妄と術中の低血圧の関連を調べた研究がある．65歳を超える高齢者の全身麻酔で，麻酔中の低血圧（収縮期血圧または平均血圧がベースラインの20%，30%，または40%，もしくは平均血圧が50mmHgを下回ること，と定義）の関連を非心臓手術患者540名で調べ[7]，低血圧は術後せん妄と関連しなかったという結果であった．

　術後認知機能障害と術中の75歳以上の非心臓手術に対する全身麻酔で，麻酔中の平均血圧をベースラインの90%以上に維持する群と，そのような制限のない群で比較した研究がある[8]．術中の平均血圧はそれぞれ92±9mmHg，85±11mmHg，収縮期血圧は130±15mmHg，120±13mmHgであった．術後せん妄と3か月後の認知機能障害を調査し，両群間に有意差はなかった．

　頸部内頸動脈狭窄症患者183名に対する頸動脈血栓内膜剝離術における術後認知機能を調べた研究がある[9]．内頸動脈クロスクランプ中の血圧をベースラインの20%以上にしていた患者とそれ未満であった患者で，術後24時間の早期認知機能障害の発生率はそれぞれ

38.6％と 11.6％であった．

このように術中に血圧を下げないもしくは上げることによるメリットのある手術では，交感神経抑制作用が弱いと考えられるレミマゾラムによる全身麻酔は有利かもしれない．ただし，運動誘発電位モニタリングに対するレミマゾラムの影響は不明であるため研究結果が待たれる．

3. 効果時間が短いことは脳機能回復に有利か？

鎮静効果のある薬物はそれ自体が認知機能を阻害する．24～45 歳のボランティアでの研究で，ミダゾラム 0.025 mg/kg 静注後の認知機能を数字符号置換検査（digit symbol substitution test）で調べた研究では，機能回復までに平均 2 時間程度を要していた[10]．この研究ではミダゾラム 0.025 mg/kg 静注直後にフルマゼニル 0.005 mg/kg を静注されている群があり，フルマゼニル投与直後から 1 時間ほどミダゾラムの認知機能抑制効果を，ミダゾラムの薬物動態を変化させることなく減弱させた．しかし，その後フルマゼニルの減弱効果は消失した．ミダゾラム単独投与群も，フルマゼニル併用群も，ミダゾラム投与後1～2 時間はミダゾラムの認知機能抑制効果が観察された．

ミダゾラムは高齢者（67～81 歳）の方が若年者（24～28 歳）より効きやすく，高齢者で薬力学的効果を発揮する濃度は若年者の概ね半分，ある薬力学的効果を得るために必要となる投与速度も高齢者では若年者の概ね半分というデータがある[2]．

高齢者では術後せん妄を避けるため，周術期のベンゾジアゼピン投与を避けることがガイドラインで推奨されている[11]．高齢者において術後せん妄と術後のベンゾジアゼピンの使用に関連があるという研究結果もある[12]．もし，高齢者で術後せん妄を起こしている一因が血中に存在するミダゾラムなのであれば，速やかに濃度減少するレミマゾラムは，既存のベンゾジアゼピン系薬物よりも術後せん妄のリスクは低いかもしれない．また，レミマゾラムによる全身麻酔終了後にフルマゼニルを適正に使用することにより，さらに術後せん妄のリスクを減らせるかもしれない．なお，フルマゼニル使用時には再鎮静の可能性があること，パニック発作をはじめとした副作用があることを認識

し対応する必要がある．

4. 術後の集中治療室での使用は？

　　ベンゾジアゼピン前投薬は，小児において術後 7 日間の退行（nega-
tive behavioral change）を軽度にしたという研究結果がある[13]．調節
性の良いレミマゾラムによる集中治療室での鎮静は，不安の軽減によ
り何らかの良いアウトカムにつながるという可能性が考えられる．高
齢者においても，せん妄に対して効果の切れが良いレミマゾラムによ
る鎮静は有効ではないか，という期待があるかもしれない．しかし，
集中治療室でのレミマゾラム使用にメリットがあるかどうかは，現状
では全くの未知数である．今後の検討に期待したい．

■文献

1) Masui K. Remimazolam besilate, a benzodiazepine, has been approved for general anesthesia!! J Anesth. 2020；34：479-82.
2) Albrecht S, Ihmsen H, Hering W, et al. The effect of age on the pharmacokinetics and pharmacodynamics of midazolam. Clin Pharmacol Ther. 1999；65：630-9.
3) Swart EL, Zuideveld KP, De Jongh J, et al. Comparative population pharmacokinetics of lorazepam and midazolam during long-term continuous infusion in critically ill patients. Br J Clin Pharmacol. 2004；57：135-45.
4) Kilpatrick GJ, McIntyre MS, Cox RF, et al. CNS 7056：a novel ultra-short-acting benzodiazepine. Anesthesiology. 2007；107：60-6.
5) Freyer N, Knospel F, Damm G, et al. Metabolism of remimazolam in primary human hepatocytes during continuous long-term infusion in a 3-D bioreactor system. Drug Des Devel Ther. 2019；13：1033-47.
6) Nieuwenhuijs DJ, Olofsen E, Romberg RR, et al. Response surface modeling of remifentanil—propofol interaction on cardiorespiratory control and bispectral index. Anesthesiology. 2003；98：312-22.
7) Hirsch J, DePalma G, Tsai TT, et al. Impact of intraoperative hypotension and blood pressure fluctuations on early postoperative delirium after non-cardiac surgery. Br J Anaesth. 2015；115：418-26.
8) Langer T, Santini A, Zadek F, et al. Intraoperative hypotension is not associated with postoperative cognitive dysfunction in elderly patients undergoing general anesthesia for surgery：results of a randomized controlled pilot trial. J Clin Anesth. 2019；52：111-8.
9) Heyer EJ, Mergeche JL, Anastasian ZH, et al. Arterial blood pressure management during carotid endarterectomy and early cognitive dysfunction. Neurosurgery. 2013；74：245-53.
10) Rogers JF, Morrison AL, Nafziger AN, et al. Flumazenil reduces midazolam-induced cognitive impairment without altering pharmacokinetics. Clin

Pharmacol Ther. 2002 ; 72 : 711-7.

11) Aldecoa C, Bettelli G, Bilotta F, et al. European Society of Anaesthesiology evidence-based and consensus-based guideline on postoperative delirium. Eur J Anaesthesiol. 2017 ; 34 : 192-214.

12) Weinstein SM, Poultsides L, Baaklini LR, et al. Postoperative delirium in total knee and hip arthroplasty patients : a study of perioperative modifiable risk factors. Br J Anaesth. 2018 ; 120 : 999-1008.

13) Kain ZN, Mayes LC, Wang SM, et al. Postoperative behavioral outcomes in children : effects of sedative premedication. Anesthesiology. 1999 ; 90 : 758-65.

〈増井健一〉

---

1 脳内炎症と周術期予後

SUMMARY

1 脳内炎症と精神機能は密接に関係している.
2 手術後における術後せん妄における「脳内炎症」の関与が考えられている.
3 術後せん妄発症のハイリスク薬としてベンゾジアゼピン系睡眠薬がある.
4 全身炎症により GABA_A 受容体機能が変化する.
5 全身炎症により精神機能変化におけるセロトニン神経系の関与がある.

▶ 1. 脳内炎症と精神機能は密接に関係している

　精神的ストレスは神経-内分泌-免疫系を介してストレス応答を惹起している．このストレスが過度になることにより精神疾患のリスク因子となる．さらに，このような精神疾患における炎症関連分子の関与が知られている．例えば，うつ病や統合失調症患者の末梢血中で炎症性サイトカインである TNF-α および IL-6 は高値を示すことが知られており[1]，これらの患者の脳脊髄液中において IL-1β が高値を示すとの報告もある[2]．さらに，うつ病や統合失調症においてプロスタグランジン合成阻害薬である非ステロイド性抗炎症薬が既存の薬物治療を増強するとの臨床報告も散見される[3]．一方，中枢では炎症刺激によってミクログリアが活性化すると過剰な炎症性サイトカインが放出され，神経および精神障害を引き起こすことが知られている[4,5]．これらのことから，持続的な炎症促進性サイトカインの増加という炎症病態が精神機能に影響することが考えられている．

　さて，現在において麻酔・手術手技・体外循環・術後管理などの進歩によ

り安全な手術の実施が実現している．しかしながら，手術による合併症の中で中枢神経系が関与する代表的なものとして「術後せん妄」と「術後認知機能障害」がある．近年，これら合併症の病態機序に関して「脳内炎症」の重要性が臨床・基礎研究で示されている[6]．

2. 術後せん妄における「脳内炎症」の関与

　日本では高齢化が加速的に進んでおり，2065年には65歳以上の高齢者の割合は約40％に達すると言われている．また，一方で高齢者の健康状態は向上しており「健康寿命」は高くなってきている．これらの背景を踏まえると，「高齢者の手術」という状況は今後さらに増加していくことが推測できる．つまり，術後の合併症であるせん妄についてはその発症を抑制していくことが重要であり，医療機関にとってせん妄対策の体制整備は急務とも言える．この術後せん妄は，術後患者の約40％に発症すると報告されており，「手術」はせん妄発症の「直接因子」の１つとされている[7]．「手術」を施行することは，疼痛などの身体的要因や術後の不安や抑うつといった精神的要因，さらに集中治療室などの環境面での変化など「促進因子」へ影響を及ぼすことになる．術後せん妄を含む術後認知機能障害では，加齢などの「準備因子」や脆弱化した中枢神経系に「直接因子」である周術期ストレスが加わることで発症し，その病態像として前述の「脳内炎症」が考えられている．この「脳内炎症」の中心的役割を担っているのが炎症性サイトカインである．炎症性サイトカインは様々な作用を示すが，記憶形成過程に重要な海馬の長期増強を抑制し[8]，活性酸素種や活性窒素種を増加させ酸化ストレスを促進し，中枢神経系に影響することが考えられている[9]．

3. 術後せん妄発症のハイリスク薬として
　　ベンゾジアゼピン系睡眠薬がある

　「医薬品」はせん妄を惹起する「直接因子」に分類され，高齢者では「医薬品」がせん妄の誘発原因であることが少なくない．中でも，ベンゾジアゼピン受容体作動薬については，せん妄を誘発する医薬品としてもよく知られている[10-12]．筆者の研究によっても，入院時にベンゾジアゼピン受容体作動薬を持参している患者および高齢の患者においては術後せん妄の発症リスクが有意に高いことを報告している[13]．

　ベンゾジアゼピン受容体作動薬は主に肝臓で代謝される薬剤が多い．一般的に高齢者では肝機能や腎機能は低下傾向であり，とくに手術後ではその傾向が強く現れている[7,14]．つまり，「高齢者の手術後」ではベンゾジアゼピン受容体作動薬の蓄積性や薬物動態の変化が問題と考えられる．さらに，高齢者ではベンゾジアゼピン受容体作動薬に対する感受性が上昇し，その結果，高齢者ではベンゾジアゼピン受容体作動薬の薬理作用が増強される可能性がある．実際に，トリアゾラムにおける若年者と老年者の血中濃度と認知機能の関連を調査した研究では，老年者は若年者と比較して同一血中濃度であっても認知機能の低下度合が大きいことが報告されている[15]．このように，代謝能の低下や吸収性の変化などに伴う薬剤の蓄積性や薬物感受性が亢進し，ベンゾジアゼピン受容体作動薬特有の症状である認知機能障害を引き起こすことが推測されることから，高齢者に対してベンゾジアゼピン受容体作動薬は術後せん妄を惹起しやすい薬剤であると示唆され，手術前から服用している患者には注意が必要と考えられる．

▶ 4. 全身炎症によりGABA$_A$受容体機能が変化する

　著者は「術後せん妄」の発症には手術による全身炎症が関与しているとの実臨床の状況を踏まえ，炎症状態ではベンゾジアゼピン受容体の機能が変化するとの作業仮説を立て研究を行ってきた．その結果，炎症惹起物質であるリポポリサッカライド（LPS）を投与し，その24時間後のマウスを用いた結果，ベンゾジアゼピン受容体作動薬であるジアゼパムによるペントバルビタール誘発睡眠時間の増加作用は有意に増強することを明らかにした[16]．さらに，このLPS投与マウスではγ-アミノ酪酸$_A$（γ-aminobutyric acid$_A$：GABA$_A$）受容体作用薬であるムシモールも同様にペントバルビタール誘発睡眠時間の増加作用が有意に増強する．このジアゼパムおよびムシモールによる増強作用はGABA$_A$受容体拮抗薬であるビククリンで拮抗されることより，LPSにより誘発される炎症状態でGABA$_A$受容体の機能が亢進していることを明らかにしている．このLPS投与モデルの特徴は，LPSを投与した24時間後にベンゾジアゼピン系薬剤に睡眠増強作用があることを示したものである．LPS投与2～5時間後までは血中の炎症性サイトカインであるTNF-αおよびIL-1β濃度は増加するものの，24時間では投与前のレベルに戻る．しかしながら，末梢の反応とは異なりLPS投与24時間後においても

海馬における TNF-α mRNA 量は有意に増加しており，さらに海馬における炎症マーカの 1 つであるミクログリアは活性化していることを明らかにしている．また，この LPS 投与マウスにミノサイクリンを投与し炎症を抑えておくとジアゼパムの睡眠増強作用は認められない．つまり，LPS 投与による炎症惹起は GABA_A 受容体機能を変化させ，さらに末梢での炎症マーカが沈静化したとしても，中枢神経系では炎症状態は維持されていることを意味する．この結果，炎症状態もしくは炎症後の状態での中枢神経作用の薬剤の使用には十分注意が必要となる．

5. 全身炎症により精神機能変化における セロトニン神経系の関与

炎症による精神疾患の成因に関してはいくつかの仮説が提唱されている．その中に「セロトニン仮説」がある．炎症性サイトカインがセロトニン（5-HT）神経系の変化を有することである．中でも，近年ではトリプトファン代謝物の関与が注目されている．このトリプトファンの代謝経路として 5-HT 経路とインドールアミン 2,3-ジオキシゲナーゼによって開始されるキヌレニン経路があり，このキヌレニン経路は炎症性サイトカインにより活性化を受けることも知られている 図1 ．つまり，インドールアミン 2,3-ジオキ

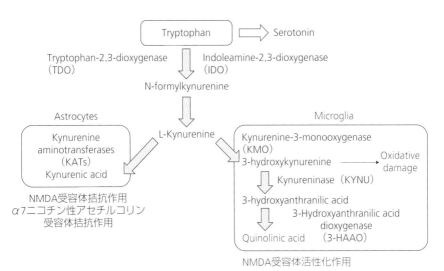

図1 キヌレニン経路（要約）

シゲナーゼを誘導し，キヌレニン経路を促進し，トリプトファンの 5-HT 経路を奪い，5-HT 合成を低下させる．それにより，うつ病などの精神疾患の発症との関連が考えられている．

▶ 6. 周術期管理のまとめ

　全身炎症および脳内炎症を伴う手術後における患者管理を行う上での注意点に関して，動物実験の結果よりまとめてみたい．全身炎症により脳内ミクログリアが活性化する．この活性は末梢における炎症性サイトカイン量が正常化したあとでも脳内炎症は続いている．その点より，中枢神経系に作用する医薬品，中枢神経系に移行しやすい医薬品では副作用の発現に十分に注意する必要が考えられる．また，近年てんかん脳の研究より $GABA_A$ 受容体による細胞内への Cl^- の流出入の変化により本来抑制性であるが，Cl^- の動きにより GABA シグナルが興奮性 GABA シグナルへと変化することが知られている[17]．つまり，炎症により GABA シグナルが変化し，ベンゾジアゼピン系薬剤によりせん妄が発症する可能性も考えられる．今後の研究の進展が待ち望まれる．

■文献

1) Dowlati Y, Herrmann N, Swardfager W, et al. A meta-analysis of cytokines in major depression. Biol Psychiatry. 2010 ; 67 : 446-57.

2) Soderlund J, Schroder J, Nordin C, et al. Activation of brain interleukin-1beta in schizophrenia. Mol Psychiatry. 2009 ; 14 : 1069-71.

3) Muller N, Krause D, Dehning S, et al. Celecoxib treatment in an early stage of schizophrenia : results of a randomized, double-blind, placebo-controlled trial of celecoxib augmentation of amisulpride treatment. Schizophr Res. 2010 ; 121 : 118-24.

4) Zheng LS, Kaneko N, Sawamoto K. Minocycline treatment ameliorates interferon-alpha- induced neurogenic defects and depression-like behaviors in mice. Front Cell Neurosci. 2015 ; 9 : 5.

5) Maes M. Depression is an inflammatory disease, but cell-mediated immune activation is the key component of depression. Prog Neuropsychopharmacol Biol Psychiatry. 2011 ; 35 : 664-75.

6) Hovens IB, Schoemaker RG, van der Zee EA, et al. Postoperative cognitive dysfunction : involvement of neuroinflammation and neuronal functioning. Brain Behav Immun. 2014 ; 38 : 202-10.

7) Dyer CB, Ashton CM, Teasdale TA. Postoperative delirium. A review of 80 primary data-collection studies. Arch Intern Med. 1995 ; 155 : 461-5.

8) Yirmiya R, Goshen I. Immune modulation of learning, memory, neural plasticity and neurogenesis. Brain Behav Immun. 2011 ; 25 : 181-213.

9)　Fischer R, Maier O. Interrelation of oxidative stress and inflammation in neurode-generative disease : role of TNF. Oxid Med Cell Longev. 2015 ; 2015 : 610813.

10)　Riker RR, Shehabi Y, Bokesch PM, et al. Dexmedetomidine vs midazolam for seda-tion of critically ill patients : a randomized trial. JAMA. 2009 ; 301 : 489-99.

11)　Clarke C, Friedman SM, Shi K, et al. Emergency department discharge instructions comprehension and compliance study. CJEM. 2005 ; 7 : 5-11.

12)　Clegg A, Young JB. Which medications to avoid in people at risk of delirium : a sys-tematic review. Age Ageing. 2011 ; 40 : 23-9.

13)　Murakawa K, Kitamura Y, Watanabe S, et al. Clinical risk factors associated with postoperative delirium and evaluation of delirium management and assessment team in lung and esophageal cancer patients. J Pharm Health Care Sci. 2015 ; 1 : 4.

14)　Bowen JD, Larson EB. Drug-induced cognitive impairment. Defining the problem and finding solutions. Drugs Aging. 1993 ; 3 : 349-57.

15)　Greenblatt DJ, Harmatz JS, von Moltke LL, et al. Age and gender effects on the phar-macokinetics and pharmacodynamics of triazolam, a cytochrome P450 3A sub-strate. Clin Pharmacol Ther. 2004 ; 76 : 467-79.

16)　Kitamura Y, Hongo S, Yamashita Y, et al. Influence of lipopolysaccharide on diaze-pam-modified loss of righting reflex duration by pentobarbital treatment in mice. Eur J Pharmacol. 2019 ; 842 : 231-8.

17)　Koyama R, Tao K, Sasaki T, et al. GABAergic excitation after febrile seizures induces ectopic granule cells and adult epilepsy. Nat Med. 2012 ; 18 : 1271-8.

〈北村佳久　千堂年昭〉

4 麻酔と脳内炎症の関連について

SUMMARY

1 脳内炎症は，脳内のグリア細胞活性化に，血液中の炎症細胞の浸潤が加わって発生する．
2 術後認知機能障害や敗血症性脳症，麻酔薬による神経毒性といった現象にも脳内炎症が関与していると考えられる．
3 麻酔薬が脳内炎症に影響することが複数の基礎実験で示されている．

▶ 1. 脳内炎症

　　脳内炎症（neuroinflammation）とは，神経系，とくに中枢神経系における炎症であり，感染，外傷，毒物，自己免疫などをきっかけとして発生する．脳内炎症は細菌性髄膜炎やウイルス脳炎といった感染性疾患はもちろん，脳出血，梗塞といった脳循環系の疾患，Alzheimer病などの変性疾患，多発性硬化症のような自己免疫性疾患など多岐にわたる疾患においてその病態に関与していることが報告されており[1]，実際ほとんどの中枢神経系の疾患には脳内炎症が，程度の差はあれ，関与していると考えられる．

▶ 2. 脳内炎症を担う細胞

　　臓器における炎症反応は，もともと臓器内に存在する組織マクロファージによる自然免疫系反応に，好中球やリンパ球といった免疫担当細胞が血液中から加わって進行していく[2]．脳において，組織マク

JCOPY 498-05548

ロファージに相当する細胞がミクログリアである．ミクログリアは，骨髄由来である神経細胞やアストロサイトと異なり，胎生期卵黄嚢由来で，正常時には脳や脊髄に点在して存在している[3]．またミクログリアは構造上，細長い突起を有しており，それらを自由にかつダイナミックに動かし，神経細胞の軸索やシナプスに接触することで，神経細胞の機能を監視，維持，調節している[4]．またミクログリアは種々の刺激（神経細胞死，感染，ストレスなど）によって肥大化・増殖し，炎症性サイトカインをはじめとする液性物質を放出する[3]．この結果アストロサイトや血管内皮細胞も活性化し，血液脳関門（blood-brain barrier：BBB）が脆弱化することにより，血液中の細胞が脳内に浸潤して，さらに炎症反応を活性化させる．このようにして発生する脳内炎症は，組織の維持のために重要である一方，過度に活性化した場合は脳組織障害を引き起こす．このように，脳内炎症は，脳内のグリア細胞（とくにミクログリア，アストロサイト）に血液中の免疫担当細胞の浸潤が加わって発生するが，これらの反応は複雑であり，どちらが炎症の主体をなすのか，どの程度血液由来の細胞が浸潤してくるかは各病態によって大きく変化しうる．

3. 麻酔科医とかかわりの深い脳内炎症

脳内炎症は多数の疾患に関与しているが，なかでも麻酔科医にとってかかわりが深い現象として，① 術後認知機能障害（postoperative cognitive dysfunction：POCD），② 敗血症性脳症（sepsis-associated encephalopathy：SAE），③ 発達期の脳に対する手術・麻酔による神経毒性では脳内炎症との関連が強く示唆されている．

A. POCD と麻酔薬

手術侵襲による全身の炎症反応が，神経性ないしは液性に中枢神経系に波及することにより脳内炎症が発生し，これが POCD の原因となるのではないかと考えられている[5]．全身麻酔そのものによる影響も検討されており，基礎研究では揮発性麻酔薬による悪影響を示唆する報告がある．イソフルランをラットに2時間投与することにより空間認知機能が低下するという報告[6]や，マウスに投与するとアミロイドβの蓄積を上昇させる（イソフルラン[7]・セボフルラン[8]），細胞実験に

おいてアミロイドβ産生増加[9]（デスフルラン）などが報告されている．またプロポフォールについても，長時間の投与によって海馬の生理的オートファジーを抑制することによりマウス認知機能を低下させるとも報告されている[10]．一方これらの基礎実験においては，麻酔薬の投与方法・量などは一定しておらず，かならずしも実臨床に即したものではない．麻酔薬による有意な変化を否定する報告[11]もあり，ヒトの研究においては，高齢者ボランティアによる検討で，麻酔薬のみの投与では有意な脳内炎症を認めていない[12]．POCD の発症に全身麻酔や局所麻酔などの麻酔方法の違いは関連が小さい[13]と報告されていることからも，現時点では，実臨床における麻酔薬の影響そのものは小さいのではないかと推察される．

B. SAE と麻酔薬

　重症敗血症患者において，意識状態の変化やせん妄などを呈することはしばしば経験するところであり，実際菌血症となった ICU 入室症例の 70％において何らかの脳機能の低下を認めることが報告されている[14]．このように敗血症に伴って中枢神経系症状を呈する症候群は SAE と呼称され，これらの病態においては予後不良となることが多い[15]．具体的なメカニズムについては議論も多いが，炎症性サイトカインなどの液性因子が体循環を介して中枢神経系に移行することによると考えられる．炎症性物質が中枢神経内に移行すると，ミクログリアやアストロサイトといったグリア細胞が活性化され，グリア細胞からも炎症性サイトカインをはじめとする炎症性物質が放出される．またアストロサイトはBBBの形成そのものにも関与しており，その活性化によってもBBBの透過性が変化する．これら炎症性物質は神経細胞に傷害性に作用し，また脳の微小循環系に影響して虚血性の変化をきたしうる．このようなメカニズムにより結果として SAE の症状が出現すると考えられる[16]．重症敗血症の場合，とくに気管挿管を要する場合においては，麻酔鎮静薬を投与される可能性が高いと考えられるが，これらの薬剤は SAE の病態にどのような影響を与えうるだろうか？　デクスメデトミジンは，"神経保護的"作用がある，すなわち神経細胞のアポトーシスに抑制的に作用するとの動物実験の報告が散見される[17,18]．また，臨床研究でも脳症症状のない日数が増加したとの

報告もある[19]．しかしながら，まだ大規模臨床研究においてその効果が十分証明されている状況ではない．一方，我々の検討では，基礎的研究において，マウス敗血症モデルを使用した実験系において，イソフルランはミクログリア由来 IL-1β 誘導を有意に抑制し，同様の結果はプロポフォールでも認められた[20]．これらの結果は麻酔薬・鎮静薬によって敗血症時の神経炎症の過程に影響を与えうることを示唆しているが，具体的にどのような麻酔鎮静薬の投与方法によって，SAE の予後に影響を与えられるかどうかは現時点では不明である．

C. 麻酔薬の神経形成への影響と神経炎症

げっ歯類を用いた実験において，多数の麻酔薬が発達期の脳に過度なアポトーシスを誘導することが報告され，ヒトにおいても幼少期の全身麻酔が，神経形成に長期的影響を及ぼすかどうかが議論となっている．神経炎症との関連では，神経形成期の動物に吸入麻酔薬を投与することにより，脳内に炎症性サイトカインが誘導されるとの報告は多数ある[21,22]．我々の検討でも，母体マウスに 1.5％セボフルラン 3 時間を投与することにより，仔マウス脳の IL-6 が有意に上昇した[23]．IL-6 をはじめとする炎症性サイトカインは神経形成に大きく影響すると考えられ，麻酔薬による神経形成期のアポトーシス誘導も，これら脳内炎症と関連した作用である可能性があると考えられる．

まとめ

脳内炎症と麻酔薬との関連について，とくに麻酔科医にとってかかわりが深いと思われる病態を中心に概説した．脳内炎症は種々の病態にかかわっていると考えられ，今後多数の疾患において新たな発症メカニズムが明らかになると期待される．麻酔薬は，いまだ明確ではないものの，神経炎症に影響を与える可能性が高く，今後さらなる研究の発展が期待される．

■文献

1)　Gilhus NE, Deuschl G. Neuroinflammation-a common thread in neurological disorders. Nat Rev Neurol. 2019；15：429-30.
2)　Honold L, Nahrendorf M. Resident and monocyte-derived macrophages in cardiovascular disease. Cir Res. 2018；122：113-27.

3) Kettenmann H, Hanisch UK, Noda M, et al. Physiology of microglia. Physiol Rev. 2011 ; 91 : 461–553.

4) Inoue K. The function of microglia through purinergic receptors : neuropathic pain and cytokine release. Pharmacol Ther. 2006 ; 109 : 210–26.

5) Yang T, Velagapudi R, Terrando N. Neuroinflammation after surgery : from mechanisms to therapeutic targets. Nat Immunol. 2020 ; 21 : 1319–26.

6) Culley DJ, Baxter MG, Crosby CA, et al. Impaired acquisition of spatial memory 2 weeks after isoflurane and isoflurane–nitrous oxide anesthesia in aged rats. Anesth Analg. 2004 ; 99 : 1393–7 ; table of contents.

7) Xie Z, Culley DJ, Dong Y, et al. The common inhalation anesthetic isoflurane induces caspase activation and increases amyloid beta–protein level in vivo. Ann Neurol. 2008 ; 64 : 618–27.

8) Dong Y, Zhang G, Zhang B, et al. The common inhalational anesthetic sevoflurane induces apoptosis and increases beta–amyloid protein levels. Arch Neurol. 2009 ; 66 : 620–31.

9) Zhang B, Dong Y, Zhang G, et al. The inhalation anesthetic desflurane induces caspase activation and increases amyloid beta–protein levels under hypoxic conditions. J Biol Chem. 2008 ; 283 : 11866–75.

10) Yang N, Li L, Li Z, et al. Protective effect of dapsone on cognitive impairment induced by propofol involves hippocampal autophagy. Neurosci Lett. 2017 ; 649 : 85–92.

11) Yang S, Gu C, Mandeville ET, et al. Anesthesia and surgery impair blood-brain barrier and cognitive function in mice. Front Immunol. 2017 ; 8 : 902.

12) Deiner S, Baxter MG, Mincer JS, et al. Human plasma biomarker responses to inhalational general anaesthesia without surgery. Br J Anaesth. 2020 ; 125 : 282–90.

13) Rasmussen LS, Johnson T, Kuipers HM, et al. Does anaesthesia cause postoperative cognitive dysfunction? A randomised study of regional versus general anaesthesia in 438 elderly patients. Acta Anaesthesiol Scandi. 2003 ; 47 : 260–6.

14) Bolton CF, Young GB, Zochodne DW. The neurological complications of sepsis. Ann Neurol. 1993 ; 33 : 94–100.

15) Ren C, Yao RQ, Zhang H, et al. Sepsis–associated encephalopathy : a vicious cycle of immunosuppression. J Neuroinflammation. 2020 ; 17 : 14.

16) Nwafor DC, Brichacek AL, Mohammad AS, et al. Targeting the Blood–Brain Barrier to Prevent Sepsis-Associated Cognitive Impairment. J Cent Nerv Syst Dis. 2019 ; 11 : 1179573519840652.

17) Mei B, Li J, Zuo Z. Dexmedetomidine attenuates sepsis–associated inflammation and encephalopathy via central alpha2A adrenoceptor. Brain Behavior Immun. 2012 ; 91 : 296–314.

18) Yin L, Chen X, Ji H, et al. Dexmedetomidine protects against sepsisassociated encephalopathy through Hsp90/AKT signaling. Mol Med Rep. 2019 ; 20 : 4731–40.

19) Pandharipande PP, Sanders RD, Girard TD, et al. Effect of dexmedetomidine versus lorazepam on outcome in patients with sepsis : an a priori-designed analysis of the MENDS randomized controlled trial. Crit Care.

2010 ; 14 : R38.

20) Tanaka T, Kai S, Matsuyama T, et al. General anesthetics inhibit LPS-induced IL-1beta expression in glial cells. PLoS One. 2013 ; 8 : e82930.

21) Tao G, Zhang J, Zhang L, et al. Sevoflurane induces tau phosphorylation and glycogen synthase kinase 3beta activation in young mice. Anesthesiology. 2014 ; 121 : 510-27.

22) Wang Y, Wang C, Zhang Y, et al. Pre-administration of luteoline attenuates neonatal sevoflurane-induced neurotoxicity in mice. Acta Histochem. 2019 ; 121 : 500-7.

23) Hirotsu A, Iwata Y, Tatsumi K, et al. Maternal exposure to volatile anesthetics induces IL-6 in fetal brains and affects neuronal development. Eur J Pharmacol. 2019 ; 863 : 172682.

〈田中具治〉

2 術後せん妄（POD）と術後高次脳機能障害（POCD）

SUMMARY

1 術後の脳機能障害の分類が整理・統一されつつある.
2 術後せん妄の機序に脳内神経炎症が注目されている.
3 軽度認知機能低下（MCI）患者が手術・麻酔を受けると認知機能の低下に拍車がかかる可能性がある.
4 術後せん妄の予防には多職種による非薬物介入が推奨されている.

▶ 1. 術後の脳機能障害の分類が整理・統一されつつある

　従来，術後の脳機能障害は，術後せん妄（post-operative delirium：POD）と術後高次脳機能障害（post-operative cognitive dysfunction：POCD）に大別されて研究が行われてきた．POD は術後数日間のうちに急に意識，注意，知覚の障害が出現し，日内変動を示し，約 1 週間で軽快する症候群であるのに対し，POCD は日内変動や意識障害がなく，神経心理学的検査によって検出される病態である．

　高齢者の全身麻酔後に脳機能に変調が起こることは 1950 年代から報告されていたが[1]，当時の報告では主観的な記載が多く，客観的な評価が行われ始めたのは 1980 年代に入ってからである．せん妄に関しては，1980 年に公表された米国精神医学会発行の精神疾患の診断・総計マニュアル第 3 版（diagnostic & statistical manual of mental disorders-3：DSM-3）で診断基準が示され，さらに過活動型，低活動型，混合型の分類が示された．そして，1990 年にせん妄の評価尺度である confusion assessment method

表1 周術期の認知機能障害の分類

術前	術直後～術後30日	術後30日～
Mild NCD	覚醒時興奮	Mild NCD
Major NCD	せん妄 神経認知回復遅延	Major NCD

NCD：neurocognitive disorder

（CAM）が開発されている．POCDに関しても客観的な方法で評価をする研究が1980年代より報告されているが，その評価方法は研究者ごとに決定され，例えば，8種類の神経心理学的検査のうち少なくとも2つ以上の検査で1標準偏差以上低下したものと定義するというような基準が採用されてきた．しかし，このような基準によるPOCDの判定と患者や家族の訴えは必ずしも一致していないのが問題であった[2]．

　そこで近年，術後のみではなく術前も含めた周術期認知機能障害（perioperative cognitive disorder）として，DSM-5を基にして用語を整理・統一しようという試みが始まっている **表1**[3,4]．ここでneurocognitive disorder（NCD）とは，意識障害や症状の日内変動はなく，記憶，注意，遂行・実行機能，言語などの高次脳機能の低下が，本人の訴えまたは家族や医師から見て明らかなことと，標準化された神経心理学検査でも客観的に明らかなことと定義され，mild NCDでは日常生活に問題はないが，major NCDでは日常生活に問題がある状態である．術後認知回復遅延は術後30日までの間のmild NCDとmajor NCDの両者を含み，両者の区別は困難なことも多いのであえてしない．今回の試みのポイントは，本人の訴えまたは家族や医師からみて明らかな高次脳機能の低下がない患者はNCDには含めないということである．そのような患者を除外することで，今後は周術期認知機能障害を疾患としてとらえていくことになるのであろう．

▶ 2. PODの機序に脳内神経炎症が注目されている

　PODの発生率は大手術では約50％にも及ぶ[5]．PODというと過活動型のイメージが強いが，実際には低活動型や混合型が多い．せん妄は認知機能障害，脳梗塞，高齢などの準備因子があり，そこに外傷や炎症そして手術侵襲などの直接因子が加わり，さらに直接因子に伴う痛み，睡眠障害，ベンゾジアゼピン系薬剤の使用などの誘発因子が加わってPODが起こる **図1**[6]．し

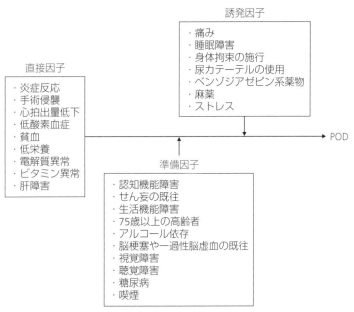

誘発因子
・痛み
・睡眠障害
・身体拘束の施行
・尿カテーテルの使用
・ベンゾジアゼピン系薬物
・麻薬
・ストレス

直接因子
・炎症反応
・手術侵襲
・心拍出量低下
・低酸素血症
・貧血
・低栄養
・電解質異常
・ビタミン異常
・肝障害

→ POD

準備因子
・認知機能障害
・せん妄の既往
・生活機能障害
・75歳以上の高齢者
・アルコール依存
・脳梗塞や一過性脳虚血の既往
・視覚障害
・聴覚障害
・糖尿病
・喫煙

図1 せん妄発症に関係する直接因子，準備因子と誘発因子
これらの因子の中で修正できる因子に優先順位をつけて対処することが重要である．

たがって，直接因子の軽減に伴って POD は消失することが多い．実際の診療で POD を予防・治療するためには，3つの因子の分類にこだわらずに修正可能な因子に優先順位をつけて対処するのがよい．深麻酔が POD の頻度を上昇させるという報告[7,8]もあるが，否定的な報告[9]もあり決着を見ていない．

POD の細胞レベルの機序としては，近年脳内神経炎症が注目されている[10]．すなわち，手術侵襲などにより迷走神経の求心性線維を介す経路や末梢の炎症性サイトカインなどが血液脳関門の脆弱な部位から脳内に到達することで，ミクログリアの活性化を引き起こし，ミクログリアの活性化は炎症性サイトカインの放出につながり，神経伝達に影響を与えて POD が起こるという機序である．しかし，脳内神経炎症を支持するデータはほとんどが動物実験によるものであり，動物実験ではあくまで「せん妄様」行動を見ているだけであることに注意しておく必要がある．

▶ 3. POCD の機序

POCD の機序に関しては，Alzheimer 病（Alzheimer's disease： AD）の

アミロイド仮説[11]に関連した基礎研究が行われてきた．2004年にEckenhoffら[12]がハロタンとイソフルランがin vitroの実験でアミロイドβ（Aβ）のオリゴマー化を促進し，神経細胞毒性を増すことを報告している．その後もセボフルラン，デスフルラン，プロポフォール，チオペンタール，ケタミンのAβの代謝に及ぼす影響が研究されている[13]．しかし，Aβの蓄積からADの臨床症状の発症には10年以上かかることを考えると，麻酔薬による一過性のAβの蓄積がADの進行に与える影響は限定的と考えるべきであろう[14]．

POCDの危険因子として，麻酔管理に関しては麻酔方法の違いや低血圧の関与などが検討されてきたが明確なものは見出されていない[15]．一方，術前の危険因子としては加齢と術前認知機能低下が指摘されている．特に，軽度認知機能低下（mild cognitive impairment：MCI）患者では認知予備能が低下しており，わずかの負荷で認知機能がさらに低下すると考えられる[16]．

▶ 4. POD・POCDと長期予後

従来せん妄は意識障害を起こすが短期間で回復し，回復後にはほぼ元の状態に回復すると考えられていたが，現在ではPODを起こした患者は日常生活機能を低下させたり[17]，術後死亡率を上昇させたりする[18]ことがわかってきた．また，ICUで人工呼吸を受けた重症患者や心臓手術後にPODを起こした患者はPOCDも起こしやすく，6か月後あるいは1年後まで続く可能性が報告された[19,20]．ただし最近の研究では，術後1か月では関連が認められているが，6か月後[21]や1年後[22]では関連が認められていない．今後「周術期認知機能障害」という新たな枠組みの中で検討が進んでくると，PODとNCDの関連性がより明確になってくると思われる．POCDの長期予後に関しては，加齢に伴う自然経過としての認知機能の低下ペースよりさらに低下した場合をPOCDと考えるべきであり，単に術前の認知機

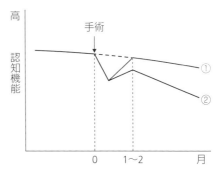

図2 手術・麻酔に伴う認知機能の経時的変化
① は手術・麻酔後に認知機能が一過性に低下するが，その後は認知機能の低下は術前の加齢変化ペースに戻る．一方，② は手術・麻酔後も術前の加齢変化のペースに戻らず，POCDと判定される．

能レベルが術後数か月以降に低下しているだけでは POCD と判断してはならない **図2** .

5. POD と POCD の予防戦略

　POD を起こしてしまったあとの治療で確立したものはない[23]．したがって，POD への対処は予防に重点が置かれている．過活動型の患者に対してはハロペリドールなどの向精神薬を投与せざるを得ないが，生命予後に悪影響を与える可能性もあり最小限の投与量で，最小限の投与期間にすることが推奨されている[24]．

　薬物による予防は手軽でよいが，いくつかの研究で予防効果が報告されているデクスメデトミジン[25]にも否定的な報告もあるので慎重に考えるべきである[26]．最近では POD の予防戦略として多職種による非薬物療法が注目されている．術前から運動療法や栄養指導を行い，術後の良好な回復を目指すものはプレハビリテーション（prehabilitation：術前を意味する pre とリハビリテーションを合わせた造語）と呼ばれている[27]．また，患者に現状（入院の理由や病状経過など）を繰り返し理解させる reorientation の重要性も指摘されている[28]．ただし，非薬物療法の効果に関しての質の高い評価はまだ十分とは言えないのが現状である．

　術前に認知トレーニングをして POCD を予防しようという試みも行われている．しかし，心臓手術患者を対象にした研究では，残念ながら効果は認められなかった[29]．周術期に認知トレーニングを行うことは意外と困難で，129 人が研究対象に選ばれたものの最終的に解析できたのは 40 名という低さで，研究デザインにも問題があった可能性がある[29]．今後のさらなる検討が必要であろう．

まとめ

　POD も POCD も術前の認知機能低下が共通の危険因子である．高齢者の中には認知機能の低下がゆっくり進み，MCI の状態であることに本人が気づかずに手術を受けることもあると思われる．2025 年には我が国の MCI 患者数は 500 万人を超えるとの推計もあり，ハイリスク患者を術前に簡便に把握する方法を確立し，とりあえずは対処可能な POD の予防策の優先順位をつけて行うことが重要と思われる．

■文献

1) Bedford PD. Adverse cerebral effects of anaesthesia on old people. Lancet. 1955 ; 269 : 259-63.

2) Moller JT, Cluitmans P, Rasmussen LS, et al. Long-term postoperative cognitive dysfunction in the elderly ISPOCD1 study. ISPOCD investigators. International Study of Post-Operative Cognitive Dysfunction. Lancet. 1998 ; 351 : 857-61.

3) Evered L, Silbert B, Knopman DS, et al. Recommendations for the Nomenclature of Cognitive Change Associated with Anaesthesia and Surgery-2018. Anesthesiology. 2018 ; 129 : 872-9.

4) 石田和慶，松本美志也．手術後の認知機能低下―総論．医のあゆみ．2020 ; 272 : 631-6.

5) Hughes CG, Boncyk CS, Culley DJ, et al. American Society for Enhanced Recovery and Perioperative Quality Initiative Joint Consensus Statement on Postoperative Delirium Prevention. Anesth Analg. 2020 ; 130 : 1572-90.

6) 石田和慶，松本美志也．全身麻酔後のせん妄と高次脳機能障害（POCD）．医のあゆみ．2014 ; 249 : 1231-8.

7) Punjasawadwong Y, Chau-In W, Laopaiboon M, et al. Processed electroencephalogram and evoked potential techniques for amelioration of postoperative delirium and cognitive dysfunction following non-cardiac and non-neurosurgical procedures in adults. Cochrane Database Syst Rev. 2018 ; 5 : CD011283.

8) Pedemonte JC, Plummer GS, Chamadia S, et al. Electroencephalogram burst-suppression during cardiopulmonary bypass in elderly patients mediates postoperative delirium. Anesthesiology. 2020 ; 133 : 280-92.

9) Wildes TS, Mickle AM, Ben Abdallah A, et al. Effect of electroencephalography-guided anesthetic administration on postoperative delirium among older adults undergoing major surgery : The ENGAGES Randomized Clinical Trial. JAMA. 2019 ; 321 : 473-83.

10) Yang T, Velagapudi R, Terrando N. Neuroinflammation after surgery : from mechanisms to therapeutic targets. Nat Immunol. 2020 ; 21 : 1319-26.

11) Hardy J, Selkoe DJ. The amyloid hypothesis of Alzheimer's disease : progress and problems on the road to therapeutics. Science. 2002 ; 297 : 353-6.

12) Eckenhoff RG, Johansson JS, Wei H, et al. Inhaled anesthetic enhancement of amyloid-beta oligomerization and cytotoxicity. Anesthesiology. 2004 ; 101 : 703-9.

13) 祖父江和哉．基礎研究から見る麻酔薬の認知機能への影響．医のあゆみ．2020 ; 272 : 649-51.

14) 岩坪 威．アルツハイマー病の病態と周術期ストレス．医のあゆみ．2020 ; 272 : 637-41.

15) 前川謙悟．術後認知機能障害とその予防戦略．医のあゆみ．2020 ; 272 : 643-7.

16) Patel D, Lunn AD, Smith AD, et al. Cognitive decline in the elderly after surgery and anaesthesia : results from the Oxford Project to Investigate Memory and Ageing (OPTIMA) cohort. Anaesthesia. 2016 ; 71 : 1144-52.

17) Marcantonio ER, Flacker JM, Michaels M, et al. Delirium is independently associated with poor functional recovery after hip fracture. J Am Geriatr Soc. 2000 ; 48 : 618-24.

18) Koster S, Hensens AG, Schuurmans MJ, et al. Consequences of delirium after cardiac operations. Ann Thorac Surg. 2012 ; 93 : 705-11.

19) Girard TD, Jackson JC, Pandharipande PP, et al. Delirium as a predictor of long-

term cognitive impairment in survivors of critical illness. Crit Care Med. 2010 ; 38 : 1513-20.

20) Saczynski JS, Marcantonio ER, Quach L, et al. Cognitive trajectories after postoperative delirium. N Engl J Med. 2012 ; 367 : 30-9.

21) Daiello LA, Racine AM, Yun Gou R, et al. Postoperative delirium and postoperative cognitive dysfunction : overlap and divergence. Anesthesiology. 2019 ; 131 : 477-91.

22) Brown CHt, Probert J, Healy R, et al. Cognitive decline after delirium in patients undergoing cardiac surgery. Anesthesiology. 2018 ; 129 : 406-16.

23) 布宮　伸. 集中治療室（ICU）におけるせん妄・認知機能障害の予防と対策. 麻酔. 2020 ; 69 : 522-9.

24) Inouye SK, Marcantonio ER, Metzger ED. Doing damage in delirium : the hazards of antipsychotic treatment in elderly persons. Lancet Psychiatry. 2014 ; 1 : 312-5.

25) Jin Z, Hu J, Ma D. Postoperative delirium : perioperative assessment, risk reduction, and management. Br J Anaesth. 2020 ; 125 : 492-504.

26) Pan H, Liu C, Ma X, et al. Perioperative dexmedetomidine reduces delirium in elderly patients after non-cardiac surgery : a systematic review and meta-analysis of randomized-controlled trials. Can J Anaesth. 2019 ; 66 : 1489-500.

27) Janssen TL, Steyerberg EW, Langenberg JCM, et al. Multimodal prehabilitation to reduce the incidence of delirium and other adverse events in elderly patients undergoing elective major abdominal surgery : an uncontrolled before-and-after study. PLoS One. 2019 ; 14 : e0218152.

28) Colombo R, Corona A, Praga F, et al. A reorientation strategy for reducing delirium in the critically ill. Results of an interventional study. Minerva Anestesiol. 2012 ; 78 : 1026-33.

29) O'Gara BP, Mueller A, Gasangwa DVI, et al. Prevention of early postoperative decline : a randomized, controlled feasibility trial of perioperative cognitive training. Anesth Analg. 2020 ; 130 : 586-95.

〈松本美志也　山下敦生　石田和慶〉

3 フレイル/サルコペニアによる 周術期の影響とその予防

SUMMARY

1 高齢者の外科治療では，せん妄を含めた術後の合併症リスクが高いため，術前に様々な観点からリスクを見積もる必要がある．

2 老年医学以外の領域においても，高齢者総合機能評価（CGA）やフレイル/サルコペニアという概念は広く知られるようになってきている．

3 フレイル/サルコペニアは，術後せん妄を含めた周術期リスクに関連している．術前にフレイル/サルコペニアを評価し，それをふまえて術前に予防的な介入を行うことは，周術期リスクを軽減するために有効と考えられる．

▶ 1. 高齢者の外科治療

外科治療が必要となる疾患として，癌や心血管疾患が挙げられるが，これらの有病率は年齢とともに増加する．超高齢社会である本邦では，今後ますます高齢者の癌，心血管疾患は増加していくと考えられ，高齢者に対して麻酔下の外科治療が選択されるケースも多いと予想される．外科治療を行うにあたっては周術期のリスクを事前に見積もる必要があるが，高齢者の身体機能は個人差が大きく，年齢だけでの評価は困難である．また特に高齢者は，多くの併存疾患を抱えている（multimorbidity）のみならず，日常生活活動（activity of daily living：ADL）や認知機能にも配慮が必要であり，循環器系や呼吸器系に焦点を絞った術前評価だけではリスク評価が不十分なこともある．

一般に，高齢者は若年者と比較してせん妄を含めた術後合併症，在院日数延長，入院中死亡などのリスクが高いとされており，外科治療を行う上では術前にリスクとベネフィットをできるだけ正確に評価することが求められる．現在，performance status（PS）をはじめいくつかの術前評価法が用いられているが，本邦の実情に即したエビデンスのある術前評価の確立が必要とされており，我々も取り組んでいる．

▶ 2. CGA，フレイル/サルコペニアの診断とその意義

高齢者の個人差や多様性をとらえる方法として，老年医学の領域では高齢者総合機能評価（comprehensive geriatric assessment：CGA）が広く用いられており，さらには要介護状態に至る高リスク群を早期に抽出する概念として「フレイル」，またフレイルの中核をなす加齢性の骨格筋減少症を表す用語として「サルコペニア」がよく使われるようになった．これらCGAの結果やフレイル/サルコペニアの診断は，高齢者の外科治療においても術後合併症や予後の予測に有用であるという報告が増えており[1]，高齢者の術前評価方法として注目されている．

CGAは，高齢者に対して疾患の評価に加え，基本的日常生活活動度（basic activity of daily living：BADL），手段的日常生活活動度（instrumental activities of daily living：IADL），認知機能，気分・情緒・幸福度，社会的要素・家庭環境などを，測定・評価するツールである．認知機能の評価にはMini Mental State Examination（MMSE）や改訂長谷川式簡易知能評価スケールが，また情緒の評価には高齢者うつスケール（geriatric depression scale：GDS）が用いられることが多い．認知症などの老年症候群の早期発見や，支援や介護の必要性の判断，生活習慣病などの治療目標の決定に広く用いられている．

フレイル（frailty）は，健康な状態から要介護になるまでの中間的な状態，すなわち身体または精神機能がある程度低下しており，健康障害を生じやすく，ストレスに対して脆弱な状態と定義される．フレイルと判定された場合，要介護に移行する可能性が高いのみならず，死亡にも関連することが知られてきており，様々な領域でフレイルの意義とそれを回避，改善する試みが検討されている．フレイルの診断は，Cardiovascular Health Study（CHS）基準に代表される表現型モデル[2,3]と，Frailty Indexに代表される障害累積モデ

ル[4]の2つが代表的である．一方でサルコペニアとは，歩行速度低下，握力低下，筋肉量低下を判定基準とする骨格筋の量的・質的低下に基づく概念である[5]．フレイルには精神機能や社会活動性の低下も含まれるが，サルコペニアは骨格筋に焦点を絞った概念であり，フレイルの中核をなす病態ともいえる．サルコペニアもフレイルと同様に，要介護への移行や死亡のリスクと関連することが報告されており，さらに栄養（蛋白質やアミノ酸補充）と運動（有酸素やレジスタンス運動）によりサルコペニアの改善を目指す取り組みも行われている．

3. フレイル/サルコペニアによる周術期リスク評価と予防介入の可能性

　術後せん妄や術後認知機能障害には，高い年齢と術前からの認知機能障害が寄与することが知られている．その他の危険因子として，術前絶飲，脱水，低・高ナトリウム血症，糖尿病，アルコール依存，低栄養，難聴，睡眠障害，ベンゾジアゼピン系薬，抗コリン薬などが報告されている[6,7]．さらに，開腹・開心術など侵襲の大きい手技，長時間手術，および術後急性痛もせん妄と関連する．せん妄を含む術後早期の合併症や長期の自立活動性低下にはフレイルも寄与[8,9]しているため，高齢者の術前評価としてフレイルの評価はやはり重要であり，高齢者の癌診療ガイドラインでも管理のフローチャートに組み込まれつつある．欧州の4学会による大腸癌取り扱いの推奨論文では，70歳以上の高齢者に対して高齢者総合機能評価を行い，フレイルも指標に含めて手術選択を個別に判断するフローチャートが示されている[10]．

　我々は，消化器癌に対し手術適応のある75歳以上の患者を対象に，術前評価としてのCGAの有用性を検討し報告した．約500例の消化器癌患者に対し，術前のCGAの各評価と術後合併症や予後についての検討を行ったところ，術後せん妄は約24％に認められ，MMSEとGDS，IADLがPSと独立して術後せん妄と関連した[11]．現在，大阪大学医学部附属病院老年内科ではこれらのCGAに加え，骨格筋の指標としての下肢筋力評価を含めた高齢者術前評価法を採用し 表1 ，70歳以上の術前高齢患者（主に消化器外科）に対して，原則全例で老年医学的な高齢者術前評価を実施し，低リスク〜高リスクの5段階判定をしている．腹腔鏡手術適応の大腸癌患者（n＝134）を対象に，従来式（孔が3箇所以上）と単孔式を比較した研究では，前述の評価

表 1 高齢者術前評価のカットオフ値，判定基準

【評価項目（カットオフ値）】
基本的 ADL（Barthel index）：100 点未満（100 点満点）
意欲（Vitality index）：10 点未満（10 点満点）
手段的 ADL（IADL）：男性 5 点未満（5 点満点），女性 8 点未満（8 点満点）
認知機能検査（Mini Mental State Examination：MMSE）：23 点以下（30 点満点）
うつ（Geriatric Depression Scale：GDS）：5 点以上（15 点満点）
やる気スコア（Apathy scale）：16 点以上
下肢筋力（膝伸展筋力体重比）：男性 0.25 kg/BW 未満，女性 0.23 kg/BW 未満

【リスク判定】
低リスク：術後せん妄や身体合併症のリスクは考えにくい
低〜中リスク：術後せん妄や身体合併症のリスクは少ない
中リスク：術後せん妄や身体合併症のリスクあり
中〜高リスク：術後せん妄や身体合併症のリスク高い
高リスク：術後せん妄や身体合併症のリスク非常に高く，ときに生命への危険あり

【リスクの判定基準】
低リスク：全ての項目がカットオフ値以下
低〜中リスク：MMSE や GDS や下肢進展筋力体重比以外がカットオフ値以下
中リスク：MMSE や GDS や下肢進展筋力体重比のいずれかがカットオフ値以下
中〜高リスク：低〜中と中の基準を両方満たす
高リスク：MMSE と GDS と下肢進展筋力体重比（または Barthel index 80 未満）の全てがカットオフ値以下

その他，以下に当てはまるものがあれば，リスクを中以上にする
・過去に術後せん妄発現の既往がある
・認知症，精神疾患を合併している
・後遺症の残る脳血管疾患の既往がある

（筆者作成，Nishizawa Y, et al. Surg Endosc. 2018；32：1434-40[12]より抜粋）

法で中〜高リスク群と判定された場合，従来式では術後せん妄発症と有意に関連したが，単孔式では関係がみられないことも明らかとなり[12]，この評価法は術式選択にも有効であることが示唆された．

　以上の研究を踏まえると，術前にフレイル/サルコペニアと診断された場合，フレイル/サルコペニアを改善させることによって，周術期のせん妄や合併症リスクを軽減できる可能性が考えられる．我々は現在，握力または歩行速度低下を呈する高齢癌待機手術患者に対して，術前 14 日間の栄養（アミノ酸補充）と運動（レジスタンス運動）介入の組み合わせが周術期合併症を軽減するという仮説のもと，消化器外科と共同で前向きの無作為化比較対照研

究を継続中である（UMIN000024526）.

▶ おわりに

高齢患者に対する外科手術において，術前にCGAによる評価やフレイル／
サルコペニアを診断することは，周術期リスクを見積もり，そのリスクを軽
減するために有効であることを紹介した．昨今，生活習慣病の治療目標や治
療法選択にもフレイル／サルコペニアの考え方が取り入れられ，多様な高齢
者を総合的にとらえる考え方が広まりつつあり，外科手術の領域においても
フレイル／サルコペニアが注目されている．しかし，フレイル／サルコペニア
がなぜせん妄をはじめとする周術期リスクに関連するのか，その機序やさら
に適切な予防方法など，明らかになっていないことはまだまだ多い．高齢者
全体の健康寿命の延伸と，高齢者に対する適切な外科治療のためにも，CGA
やフレイル／サルコペニアに基づいた適切な評価方法と介入方法の確立が必
要である．そして，わが国においてもエビデンスに基づいた高齢者に適切な
治療法を提案するための指針の作成が求められている．

■文献

1) Lin HS, Watts JN, Peel NM, et al. Frailty and post-operative outcomes in older surgi-cal patients : a systematic review. BMC Geriatrics. 2016 ; 16 : 157.
2) Fried LP, Tangen CM, Walston J, et al. Frailty in older adults : evidence for a pheno-type. J Gerontol A Biol Sci Med Sci. 2001 ; 56 : M146-56.
3) Satake S, Arai H. The revised Japanese version of the Cardiovascular Health Study criteria（revised J-CHS criteria）. Geriatr Gerontol Int. 2020 ; 20 : 992-3.
4) Mitnitski AB, Mogilner AJ, Rockwood K. Accumulation of deficits as a proxy measure of aging. Scientific World Journal. 2001 ; 1 : 323-36.
5) Chen LK, Woo J, Assantachai P, et al. Asian working group for sarcopenia : 2019 consensus update on sarcopenia diagnosis and treatment. J Am Med Dir Assoc. 2020 ; 21 : 300-7.
6) Aldecoa C, Bettelli G, Bilotta F, et al. European Society of Anaesthesiology evidence-based and consensus-based guideline on postoperative delirium. Eur J Anaesthe-siol. 2017 ; 34 : 192-214.
7) American Geriatrics Society Expert Panel on Postoperative Delirium in Older Adults. Postoperative delirium in older adults : best practice statement from the American Geriatrics Society. J Am Coll Surg. 2015 ; 220 : 136-48.
8) Brown CH 4th, Max L, LaFlam A, et al. The association between preoperative frailty and postoperative delirium after cardiac surgery. Anesth Analg. 2016 ; 123 : 430-5.
9) Donald GW, Ghaffarian AA, Isaac F, et al. Preoperative frailty assessment predicts loss of independence after vascular surgery. J Vasc Surg. 2018 ; 68 : 1382-9.

10) Montroni I, Ugolini G, Saur NM, et al. Personalized management of elderly patients with rectal cancer : expert recommendations of the European Society of Surgical Oncology, European Society of Coloproctology, International Society of Geriatric Oncology, and American College of Surgeons Commission on Cancer. Eur J Surg Oncol. 2018 ; 44 : 1685-702.

11) Maekawa Y, Sugimoto K, Yamasaki M, et al. Comprehensive geriatric assessment is a useful predictive tool for postoperative delirium after gastrointestinal surgery in old-old adults. Geriatr Gerontol Int. 2016 ; 16 : 1036-42.

12) Nishizawa Y, Hata T, Takemasa I, et al. Clinical benefits of single-incision laparoscopic surgery for postoperative delirium in elderly colon cancer patients. Surg Endosc. 2018 ; 32 : 1434-40.

〈赤坂 憲　楽木宏実〉

4 術後早期回復（ERAS®）と脳機能維持

SUMMARY

1　人口の高齢化と医療の発展に伴い，高齢者が手術を受ける機会は増加している．

2　高齢者における術後のエンドポイントは，脳機能維持による ADL の改善と社会復帰である．

3　エビデンスを集約して周術期管理を行う ERAS® の概念は高齢者の脳機能維持に応用できる可能性がある．

4　ERAS® に基づく周術期管理を導入するためには，診療体制の構築とエビデンスの発信が必要である．

▶ 1．本邦における高齢化

　本邦の人口は減少の一途を辿る一方で高齢者は増え続け，2020 年には 65 歳以上の高齢者は過去最多（3,617 万人）で，総人口に占める割合も過去最高（28.7%）となった．この割合は 201 の国・地域の中で最も高い．この傾向は今後も続き，2025 年には 65 歳以上の高齢者は 3,395 万人となり，総人口の 30.3% を占めると予想されている[1]．人口の高齢化と医療の発展に伴い，今後 90 歳以上の超高齢者を含む高齢者が手術を受ける機会は増加すると考えられる．全身の機能が低下している高齢者は，手術を契機として術後せん妄や術後認知機能障害（post-operative cognitive dysfunction：POCD），さらに筋力や活動が低下する frailty の状態に陥り，日常生活動作（activities of daily living：ADL）が低下して社会復帰が遅れるだけでなく，死亡を含めた

予後が悪化することが指摘されている[2,3]. したがって, われわれは高齢患者に対して適切な周術期管理を行い, 術後, 速やかに社会復帰させて予後を向上させる必要がある.

▶ 2. 術後早期回復（enforced recovery after surgery： ERAS®）

ERAS® とは, 手術でダメージを受けた臓器の術後回復力を高めるためのさまざまなエビデンスを集約して周術期管理を行うことで合併症の減少, 早期離床, 在院日数の減少および医療費の削減を図るプログラムである[4]. 1990 年代後半に北欧で提唱されたこの概念は, 本邦でも広く理解されている. ERAS® は当初, 開腹結腸切除術で導入されたため, そのエンドポイントは消化管蠕動運動の早期回復であった. 具体的なプログラムを 図1 に示す. ERAS® は, それまで 6～10 日必要だった術後在院日数を 5 日に短縮しただけでなく, 合併症も有意に減少させた[5]. 現在, ERAS® は内視鏡手術を含むさまざまな術式で導入されている[6].

ERAS® のもう 1 つの側面として「チーム医療」が挙げられる. チーム医療とは, 高い専門性を持った多職種の医療者が目的と情報を共有し, 業務を分担しつつ互いに連携して患者の状況に適切に対処する医療である. ERAS® は何か新しい薬剤や手法を用いる管理ではない. これまでのさまざまなエビデンスを集約した周術期管理を多職種協働で行う体制を構築できれば導入は可能である.

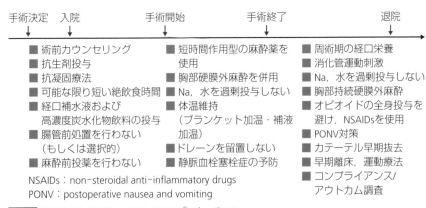

```
手術決定    入院            手術開始            手術終了              退院
  ↓        ↓               ↓                  ↓                    ↓
```

■ 術前カウンセリング
■ 抗生剤投与
■ 抗凝固療法
■ 可能な限り短い絶飲食時間
■ 経口補水液および
　高濃度炭水化物飲料の投与
■ 腸管前処置を行わない
　（もしくは選択的）
■ 麻酔前投薬を行わない

NSAIDs：non-steroidal anti-inflammatory drugs
PONV：postoperative nausea and vomiting

■ 短時間作用型の麻酔薬を
　使用
■ 胸部硬膜外麻酔を併用
■ Na, 水を過剰投与しない
■ 体温維持
　（ブランケット加温・補液
　加温）
■ ドレーンを留置しない
■ 静脈血栓塞栓症の予防

■ 周術期の経口栄養
■ 消化管運動刺激
■ Na, 水を過剰投与しない
■ 胸部持続硬膜外麻酔
■ オピオイドの全身投与を
　避け, NSAIDsを使用
■ PONV対策
■ カテーテル早期抜去
■ 早期離床, 運動療法
■ コンプライアンス/
　アウトカム調査

図1 開腹結腸切除術における ERAS® プログラム
（Varadhan KK, et al. Clin Nutr. 2010；29：434-40[4]）より改変）

▶ 3. 高齢者における ERAS®

　高齢者における術後の早期回復に言及した ERAS® も提唱されているが[7]，そのエンドポイントはあくまでもダメージを受けた臓器の早期回復で，術後の脳機能維持ではないため，両者を同等に並べるのはナンセンスかもしれない．しかし，単一の薬剤や手法で劇的に脳機能を維持できるとは考えにくい．ERAS® のコンセプトを応用し，これまでに蓄積された高齢者において脳機能を維持するためのエビデンスを集約して周術期管理を行うことは大いに意義があるだろう．この場合の短期的なエンドポイントは術後せん妄の減少と術後の早期回復，そして長期的なエンドポイントは POCD の減少と社会復帰に設定するのが適切と考えられる．

　筆者が試作した高齢者の脳機能維持をエンドポイントとした周術期管理プログラムを紹介する 図2 ．個々の管理についてはその多くが本書の別項で解説されているため，詳しくはそちらをご覧いただきたい．

A. 術前管理

　術前の筋肉量，嚥下機能，栄養状態を評価し，手術が決まった時点から積極的に介入して筋力・嚥下のリハビリテーションおよび栄養状態の改善を図る．

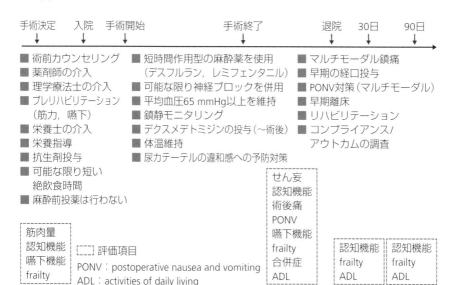

図2 高齢者の脳機能維持をエンドポイントとした周術期管理プログラム（案）

B. 術中（麻酔）管理

　　神経ブロックを積極的に併用する．全身麻酔薬はデスフルランを使用す
る．デスフルランはセボフルランやプロポフォールと比較してPOCDを改善
するといったエビデンスは確立していないが，血液/ガス分配係数が小さく，
覚醒および嚥下機能の回復が早いため[8]，本プログラムには有用と考えられ
る．高齢者に対しては bispectal index（BIS）に代表される鎮静モニタリン
グを用いた管理も推奨されているが，脳機能維持のエビデンスは確立してい
ない．周術期のデクスメデトミジンはPOCDの発生は予防できないが，術後
せん妄は減らすという報告がある[9]．デクスメデトミジンには全身麻酔中の
適応がないため，術後に使用する．

C. 術後管理

　　可能な限り神経ブロックや長時間作用性局所麻酔薬による浸潤麻酔を併用
したうえで，マルチモーダル鎮痛を行う．オピオイドは強い鎮痛作用を有す
るが，嘔気，食思不振，鎮静，呼吸抑制などの副作用により，術後の早期回
復の妨げとなる可能性がある．近年ではリドカイン，デクスメデトミジン，
ケタミンなどの全身投与を柱とした opioid-free anesthesia という概念が提
唱されており，本プログラムにも応用が期待できる[10]．

　　術後悪心嘔吐（postoperative nausea and vomiting：PONV）対策として
マルチモーダルな予防処置を行い，術後早期に飲水，食事摂取を再開する．

▶ 4. 診療体制の構築と本邦からのエビデンス発信

　　プログラム内容を検討，作成するのはさほど困難なことではない．難しい
のは多職種協働の診療体制の構築であろう．アイデアが優れていても実践で
きるかどうかは未知数である．どうすればこのプログラムを導入できるだろ
うか？　ERAS® を導入するうえでの障壁として，マンパワーの欠如，コ
ミュニケーションの欠如，新たな変化への抵抗などが挙げられる[11]．新たな
診療体制を円滑に導入するためにはコーディネーターを中心に多職種のチー
ムを構成して医療者，患者，家族への教育，コミュニケーションを強化する
トレーニングが有用である[12]．

　　麻酔科医は診療体制構築の旗振り役として適任だが，多職種の協働体制を
マネジメントするには限界があるため，施設の責任者によるトップダウンで
推進すべきであろう．また，今日のコスト意識の高い医療環境では，プログ

ラムの有用性は理解できても医療コストの削減や増収が明示されなければ導入は難しい．ERAS® のコンセプトに基づいた本プログラムで得られるコストは，プレリハビリテーション，口腔内処置など微々たるものであり，確実な増益が見込めるかは不明である．また欧米と異なり，国民皆保険が実現されている本邦の患者には，完治してから退院したいという意識があるうえに，回復期を家庭や介護施設で過ごすことが可能かどうかという問題もあり，高齢者の早期退院には障壁がある．本邦においてプログラムの導入により在院日数の減少や医療費の削減，そして脳機能維持による ADL の改善や社会復帰の促進などの有用性を証明する必要がある．ただ，そのためには退院後も長期間にわたって患者をフォローする必要がある．認知機能試験を行うには知識，手間，時間が必要なため，こちらもハードルは高いが，進めていくしかない．

まとめ

　高齢者における術後のエンドポイントは，脳機能維持による ADL の改善と社会復帰である．エビデンスを集約して周術期管理を行う ERAS® の概念は，高齢者の脳機能維持に応用できる可能性があるが，導入にはさまざまな障壁がある．時間はかかるだろうが，その有用性をすべての医療者が理解し，文化として根付かせる必要がある．

■文献

1) 総務省統計局ホームページ　https://www.stat.go.jp/data/topics/topi1260.html
2) Steinmetz J, Christensen KB, Lund T, et al. Long-term consequences of postoperative cognitive dysfunction. Anesthesiology. 2009 ; 110 : 548-55.
3) Moller JT, Cluitmans P, Rasmussen LS, et al. Long-term postoperative cognitive dysfunction in the elderly ISPOCD1 study. ISPOCD investigators. International Study of Post-Operative Cognitive Dysfunction. Lancet. 1998 ; 21 : 857-61.
4) Varadhan KK, Neal KR, Dejong CH, et al. The enhanced recover after surgery (ERAS) pathway for patients undergoing major elective open colorectal surgery : a meta-analysis of randomized trials. Clin Nutr. 2010 ; 29 : 434-40.
5) Eskicioglu C, Forbes SS, Aarts MA, et al. Enhanced recovery after surgery (ERAS) programs for patients having colorectal surgery : a meta-analysis of randomized trials. J Gastrointest Surg. 2009 ; 13 : 2321-9.
6) ERAS society HP (http://erassociety.org/)
7) Lirosi MC, Tirelli F, Biondi A, et al. Enhanced recovery program for colorectal surgery : a focus on elderly patients over 75 years old. J Gastrointest Surg. 2019 ; 23 : 587-94.

8) McKay RE, Malhotra A, Cakmakkaya OS, et al. Effect of increased body mass index and anaesthetic duration on recovery of protective airway reflexes after sevoflurane vs desflurane. Br J Anaesth. 2010 ; 104 : 175-82.

9) Duan X, Coburn M, Rossaint R, et al. Efficacy of perioperative dexmedetomidine on postoperative delirium : systematic review and meta-analysis with trial sequential analysis of randomised controlled trials. Br J Anaesth. 2018 ; 121 : 384-97.

10) Beloeil H. Opioid-free anesthesia. Best Pract Res Clin Anaesthesiol. 2019 ; 33 : 353-60.

11) Pearsall EA, Meghji Z, Pitzul KB, et al. A qualitative study to understand the barriers and enablers in implementing an enhanced recovery after surgery program. Ann Surg. 2015 ; 261 : 92-6.

12) Ljungqvist O, Scott M, Fearon KC. Enhanced recovery after surgery : a review. JAMA Surg. 2017 ; 152 : 292-8.

〈新山幸俊〉

5 Post intensive care syndrome とは

SUMMARY

1 重症患者の急性期生存率の向上によって，生存患者の長期予後が注目されるようになった．
2 PICS は ICU で治療を受けた生存患者に生じる認知機能・身体機能・精神機能障害であり，患者の長期予後に寄与する．
3 PICS 予防のために ABCDEFGH バンドルが提唱されている．

▶ 1. 重症患者の急性期生存率の向上によって，生存患者の長期予後が注目されるようになった

ICU に入室する重症患者に対する治療は日々進歩している．重症患者管理の質の向上は，患者の生存率を改善させてきた．例えば，重症敗血症の院内死亡率は 2000 年以降の 10 年間をみても半減していると報告されている[1]．標準化された診療の普及によって，患者の重症化をより早期に認識できるようになったことや，各種ガイドラインなどの普及によって標準化した患者管理や治療プロセスが行われるようになったことなどが，患者の予後が改善した理由の 1 つであると考えられる[2]．

一方で，急性期を経過して生存した患者の中に認知機能障害，身体機能障害，精神機能障害などを呈する患者が多いことが認識されてきた．この病態は集中治療後症候群（postintensive care syndrome：PICS）と呼ばれている．PICS は急性期死亡率の高かった時代にはその

病態の性格上なかなか認識されにくかったが，死亡率の改善に伴い広く認識されるようになった．現在では，実際に治療を受けた患者だけでなく，その患者家族も精神機能障害を受ける可能性があることがわかっており，その病態は PICS-Family（PICS-F）と呼ばれている．PICSおよび PICS-F は重症患者の短期的予後の改善により新たに注目されるようになった病態であり，集中治療室（intensive care unit：ICU）で重症患者を診療する上で，今後重点的に解決すべき課題の1つである．

▶ 2. PICS による認知機能・身体機能・精神機能障害

PICS は「ICU 在室中から退室後，さらに退院後にも生じる認知機能・身体機能・精神機能のうち1つ以上の機能低下，あるいは新たな機能障害の発症」であると定義されている[3] 図1．外傷性脳損傷および脳卒中患者は PICS からは除外される．PICS は急性期直後に認識されることもあるが，特有の症状を欠くため急性期以降も認識されないこともある．そのため PICS がいつ発症し，どの程度持続するかについてはっきりとした見解はない．PICS の正確な罹患率は不明だが，ICU で治療を受けた患者の半分以上が3つの機能障害のうち少なくとも1つを発症するといわれている．PICS の一般的な症状は筋力低下，運動能力の低下，集中力の低下，疲労感，不安感などである．症状が回復する可能性はあるが，数か月から数年続くこともある．認知機能，身体機能，精神機能のうち1つの機能障害は別の機能障害の発症や悪化に関わることもある．一方で，身体的リハビリは身体機能だけでな

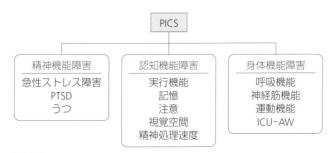

図1 PICS の概要

く認知機能や精神機能障害も減らす可能性がある.

　PICS における認知機能障害の重症度は軽症〜重症まで様々であり,また症状は日常生活の障害から複雑な実行機能障害まで多岐にわたる.認知機能で影響を受けやすいのは注意力・集中力,記憶,精神処理速度,実行機能であるが,これらのうち記憶と実行機能が最も影響を受ける[4].ICU で治療中の患者は意思疎通ができないことも多く,スクリーニングも日常的に行われているわけではない.そのため認知機能障害自体が認識されないことも多いが,退院 3 か月後で約 40% の患者に認知機能障害があり,12 か月後も持続していたという報告もある[5].認知機能障害の危険因子はせん妄,もともとの認知機能障害,敗血症[6],急性呼吸窮迫症候群(acute respiratory distress syndrome:ARDS)[7],急性脳機能障害,低酸素血症,低血圧,血糖障害,呼吸不全,うっ血性心不全,心臓手術,閉塞性睡眠時無呼吸症候群,炎症,輸血,鎮静薬,腎代替療法などが知られている.PICS の認知機能障害の病態生理は複雑で多因子による可能性が高く,よくわかっていない.虚血,神経炎症,血液脳関門の破壊,実行機能および記憶に関する白質領域の障害などが機序として考えられており,認知機能障害は脳機能障害の表現系である可能性が指摘されている.

　身体機能障害は,主に肺機能・神経筋機能・運動機能障害である.これらの障害は日常生活動作に持続的な障害をもたらす.神経筋障害として,特に重症疾患罹患後に左右対称性に四肢のびまん性筋力低下を呈することがある.この病態は ICU-acquired weakness(ICU-AW)と呼ばれ,患者の予後不良に寄与するとされている.ICU で治療を受けた患者の最大 80% が何らかの神経筋障害(筋力低下,神経炎,筋炎,筋萎縮)に罹患する.原疾患の影響だけでなく,ICU での治療自体が神経筋障害に関連している可能性もある.ICU-AW は critical illness polyneuropathy(CIP)と critical illness myopathy(CIM),またその両者が混在する病態,あるいは電気生理学的検査でも異常が検出されないびまん性の筋力低下に分類される.CIP は神経興奮性の低下や軸索変性,CIM は筋膜の不活性化,ミオシンの喪失,筋壊死がその病態であると考えられている.長期間の人工呼吸,敗血症,多臓器不全,ベッド上安静,ARDS,全身性炎症反応症候群(systemic inflammatory response syndrome: SIRS), 血糖障害, 高齢, 高酸素血症, 血管作動薬の使用, コルチコステロイド, 神経筋遮断薬などがリスクファクターとなる.

精神機能障害は患者とその家族の生活の質の低下に寄与している. 精神機能障害の多くは不安, うつ, 心的外傷後ストレス障害 (post-traumatic stress disorder: PTSD) である. 不安症状は過度の心配, 過敏, 落ち着きのなさ, 疲労などが含まれる. およそ 40%の患者がうつ症状を呈し疲労感, 興味の消失, 食欲不振, 絶望感, 不眠などを訴える[6]. PTSD を疑う症状はフラッシュバック, 多動, 重度の不安を誘発する刺激に対する情動反応や行動, 症状を誘発する回想や回避がある. 精神機能障害のリスクファクターは敗血症, ARDS, 呼吸不全, 外傷, 低血糖, 低酸素, 不安・抑うつ・PTSD の既往, 女性, 50 歳未満, 教育レベルが低い, 障害者, 失業者, アルコール乱用の既往, ICU での鎮静薬・鎮痛薬の使用などである.

PICS は生存した患者にのみ生じるが, PICS-F は生存患者だけでなく死亡患者の家族にも生じる可能性があり, 主に精神的および社会的な影響を与える. 家族の不安, PTSD の症状は患者が死亡した場合には約 50%で発症する[8]. また, 筋力低下や元々の身体的, 健康上の問題が悪化することがある. さらに家族の患者介護への参加や身体的負担の増加や, 医療費による経済的な負担を抱える可能性もある. PICS-F は女性, 若年, 患者の年齢が若い, 教育レベルが低い, 配偶者, 併存疾患が多い, 重症児の未婚の親などで発症しやすい.

▶ 3. PICS 予防のために ABCDEFGH バンドルが提唱されている

PICS の予防には ICU 入室時から退院後までを通じて, せん妄の予防, 早期リハビリテーション, 家族の介入などの多角的な対応が必要である. 成人 ICU 患者に対する鎮痛・鎮静・せん妄管理ガイドラインである PADIS ガイドラインでは鎮静, せん妄, 不動化のリスクに対処するための ABCDE バンドルが推奨されている. 鎮静, せん妄, 不動化は PICS の危険因子でもあり, PICS および PICS-F を減らすために ABCDE に FGH を加えたバンドルが提唱されている **表 1** [9,10]. ABCDE

表1 PICS, PICS-F 予防のための ABCDEFGH バンドル

A	Awaken the patient daily（毎日の覚醒）
B	Breathing trials（毎日の人工呼吸器離脱トライアル）
C	Coordination of care, Choice of sedation or analgesic exposure（ケアの調整，鎮静・鎮痛薬の選択）
D	Delirium monitoring and management（せん妄のモニタリングと管理）
E	Early mobility and exercise（早期離床と運動）
F	Family involvement, follow-up referrals, functional reconciliation（家族を含めた介入，転院先への紹介状，機能的回復）
G	Good handoff communication（適切な申し送り）
H	Handout materials on PICS and PICS-F（PICS, PICS-F に関して書面での情報提供）

バンドルでは覚醒トライアル，人工呼吸器離脱トライアル，鎮静鎮痛薬の選択・調整を行い，認知機能障害の危険因子であるせん妄の評価と予防を行う．また，早期リハビリテーションを行い，早期離床を促す．このように鎮静を必要最小限にし，せん妄と不動化を防ぐことでPICS の予防を実践する．これに FGH を追加することで，患者だけでなく家族を含めた対応，機能回復に向けた理学療法士との連携，適切な申し送り，PICS や PICS-F に関するパンフレットや ICU diary などの情報提供を行う．

　ABCDEFG バンドル全体としての PICS および PICS-F 予防に関するエビデンスはまだなく，今後の臨床研究が期待される．

まとめ

　集中治療の進歩によって重症患者の急性期死亡率が改善したことで，急性期を乗り越えて長期生存する患者が増えてきた．それに伴い生存患者の長期予後に関わる PICS が注目されるようになってきた．PICS は認知，身体，精神機能の障害であり，患者の長期的な ADL はもちろん，その家族にも精神的，社会的な影響を与えうる．PICS の治療に関するエビデンスは乏しく，予防が重要である．PICS およびPICS-F の予防には ABCDEFGH バンドルが提唱されており，患者の ICU入室時から退院後にわたり継続的かつ多角的な介入が必要とされる．高齢化社会が進む現代において PICS および PICS-F は，集中治療にお

け**る解決すべき大きな課題の 1 つとなっている.**

■文献

1) Kaukonen KM, Bailey M, Suzuki S, et al. Mortality related to severe sepsis and septic shock among critically ill patients in Australia and New Zealand, 2000-2012. JAMA. 2014 ; 311 : 1308-16.

2) Levy MM, Dellinger RP, Townsend SR. The Surviving Sepsis Campaign : results of an international guideline-based performance improvement program targeting severe sepsis. Crit Care Med. 2010 ; 38 : 367-74.

3) Needham DM, Davidson J, Cohen H. Improving long-term outcomes after discharge from intensive care unit : report from a stakeholders' conference. Crit Care Med. 2012 ; 40 : 502-9.

4) Sukantarat KT, Burgess PW, Williamson RC, et al. Prolonged cognitive dysfunction in survivors of critical illness. Anaesthesia. 2005 ; 60 : 847-53.

5) Pandharipande PP, Girard TD, Jackson JC, et al. Long-term cognitive impairment after critical illness. N Engl J Med. 2013 ; 369 : 1306-16.

6) Iwashyna TJ, Ely EW, Smith DM, et al. Long-term cognitive impairment and functional disability among survivors of severe sepsis. JAMA. 2010 ; 304 : 1787-94.

7) Hopkins RO, Weaver LK, Collingridge D, et al. Two-year cognitive, emotional, and quality-of-life outcomes in acute respiratory distress syndrome. Am J Respir Crit Care Med. 2005 ; 171 : 340-7.

8) Davidson JE, Jones C, Bienvenu OJ. Family response to critical illness : postintensive care syndrome-family. Crit Care Med. 2012 ; 40 : 618-24.

9) Davidson JE, Harvey MA, Bemis-Dougherty A, et al. Implementation of the Pain, Agitation, and Delirium Clinical Practice Guidelines and promoting patient mobility to prevent post-intensive care syndrome. Crit Care Med. 2013 ; 41 : S136-45.

10) Harvey MA, Davidson JE. Postintensive care syndrome : right care, right now... and later. Crit Care Med. 2016 ; 44 : 381-5.

〈菊池謙一郎　数馬 聡〉

5 幼若脳への麻酔薬の神経毒性

SUMMARY

1 神経発達過程においてγ-アミノ酪酸やグルタミン酸などの神経伝達物質およびそれらの受容体が重要な役割を果たす.

2 1990年代の基礎研究：発達過程の幼若脳への麻酔薬曝露は神経細胞のアポトーシスを誘導し，神経発達に影響を与える可能性が示唆された.

3 2000年代以降の後方視的臨床研究：麻酔薬曝露による神経発達への影響に関してさまざまな結果がみとめられた.

4 2010年代の前方視的臨床研究：長時間または複数回の麻酔曝露による神経発達への影響については未だ議論があるが，乳幼児期の短時間かつ単回の麻酔薬曝露は神経発達に影響しないことが示された.

5 神経保護作用を有するとされるデクスメデトミジンを用いた臨床研究が進行中である.

▶ 1. 神経発達過程においてγ-アミノ酪酸やグルタミン酸などの神経伝達物質およびそれらの受容体が重要な役割を果たす

　ヒトにおける神経系の発生は在胎初期に始まり，神経新生（neurogenesis），神経移動（migration），シナプス形成（synaptogenesis），アポトーシス（apoptosis），刈込み（pruning），髄鞘化（myelination）という過程を経て発達する[1]．受精後数週に発生した神経細胞は，在胎12〜20週に脳内の各領域に移動し，在胎20週頃からはシナプス形成が始まり神経ネットワー

クの構築が急速に進行する．在胎24週頃からアポトーシス，すなわちプログラムされた細胞死が発生し，出生後4週頃まで続く．また，一部の不必要なシナプスは刈込みと呼ばれる過程を経てシナプス接続が失われ，より成熟した神経回路へと再構築される．最後の過程として妊娠第2三半期の終わり頃までに髄鞘形成が始まり，小児期を通してゆっくりとした速度で続く．こうした一連の神経発達過程においてγ-アミノ酪酸（γ-aminobutyric acid：GABA）とグルタミン酸といった神経伝達物質，および受容体が重要な役割を果たす．これらの神経伝達物質の受容体への結合がない場合，神経細胞はアポトーシスを起こす[2]．これらの受容体を介したシグナリングは学習や記憶などの長期的現象においても重要な役割を果たす[3]．

　吸入麻酔薬，静脈麻酔薬を問わず多くの麻酔薬は，GABA受容体，またはN-メチル-D-アスパラギン酸（N-methyl-D-aspartate：NMDA）受容体（グルタミン酸受容体のサブタイプ）のいずれかに結合して薬理作用を発揮する．GABA受容体に作用する麻酔・鎮静薬には，揮発性麻酔ガス，プロポフォール，ベンゾジアゼピン，バルビツール酸塩，エトミデート，抱水クロラールなどがある．NMDA受容体に作用するものには，亜酸化窒素やケタミンがある[4]．作用機序，相互作用，および正常な神経伝達への作用から，これらの薬剤が幼若脳の神経細胞アポトーシスやシナプス形成に影響を与える可能性があると考えられてきた．

▶ 2. 1990年代の基礎研究：発達過程の幼若脳への麻酔薬曝露は神経細胞のアポトーシスを誘導し，神経発達に影響を与える可能性が示唆された

　動物を用いた基礎研究結果からは，幼若脳に対する麻酔薬の神経毒性は確定的とされている．

　1999年，Ikonomidouらは，ケタミン曝露により胎仔および新生仔ラットの複数の脳領域で神経細胞のアポトーシスが15〜40倍も増加したという研究結果を報告した[5]．2003年，Jevtovic-Todorovicらは，臨床濃度の亜酸化窒素，イソフルラン，ミダゾラムに曝露した新生仔ラットの複数の脳領域でアポトーシスが20〜60倍も増加し，成長後に学習能力，記憶，空間認知能力に異常を認めたことを報告した[6]．これらの研究は，発達期のヒトにおける麻酔薬による神経毒性の可能性に強い関心を引き起こし，麻酔薬による神経

毒性に関する歴史的な基礎研究として評価されている．

その後の数多の基礎研究のほぼすべてにおいて，GABA 受容体や NMDA 受容体に作用する麻酔・鎮静薬による神経アポトーシスの誘導，神経変性の抑制，シナプス形成異常，神経細胞のミトコンドリア障害，および曝露直後から成長後の行動異常や学習能力低下が報告されている[7]．近年はこうした基礎研究の対象がげっ歯類から非ヒト霊長類に移り，ケタミンと揮発性麻酔薬への曝露による成長後の学習障害などが報告されている[8]．麻酔薬への複数回曝露による神経毒性についても研究が行われており，Coleman らは新生仔期のアカゲザルをイソフルラン麻酔に単回または 3 回曝露させ，複数回の曝露に対する用量反応関係を報告している[9]．単回曝露群と比較して 3 回曝露群では運動反射機能障害や不安行動の増加をみとめ，麻酔薬への複数回曝露と成長後の神経発達障害との関連性が示唆された．

3. 2000 年代以降の後方視的臨床研究：麻酔薬曝露による神経発達への影響に関してさまざまな結果がみとめられた

2000 年代にほぼすべての麻酔薬に神経毒性がみとめられることが基礎研究でわかってくるにつれ，その関心が，発達期の麻酔薬曝露による神経毒性がヒトにおいてもみとめられるか？ という疑問に対する臨床研究に移っていった．

2009 年，Wilder らは，4 歳未満の小児を対象とする大規模な後方視的コホートにより 4 歳までに麻酔薬に複数回曝露された群では，学習障害の発生率が非曝露群の約 2 倍みとめられたと報告した[10]．この研究以降，神経発達期の麻酔薬曝露と成長後の神経発達異常の関連性について多くの後方視的研究が報告されている．初期の後方視的研究では麻酔薬曝露と神経発達との関連性についてさまざまな結果がみとめられ[11-15]，これらの研究はレビューに要約されている[16,17]．

近年の後方視的研究は大規模な集団コホート研究に移っている．注目すべきことに，小学校入学時またはその後の学習能力に関する 3 つの大規模な研究では，発達期の麻酔薬曝露と成長後の神経発達障害との関連性を少なからずみとめてはいた[18-20]．

しかし，これら 3 つの研究のいずれも，麻酔関連の神経毒性のリスクが最も高いと考えられていた麻酔薬曝露時の低年齢と成長後の神経発達障害の発

5
幼若脳への麻酔薬の神経毒性

生率との関連性はみとめなかった．このため，麻酔関連の神経毒性に関する最近の後方視的研究では，麻酔薬曝露による神経発達への影響に対して遺伝的，文化的，社会経済的要因がその影響を修飾する可能性が考察されている．こうした修飾因子の影響を可能な限り軽減する目的で，同胞を対象とした研究が行われている．一方が3歳以前に麻酔に曝露された一卵性双生児ペアを比較したオランダでの研究では，双生児間での比較では曝露群と非曝露群の間で学習能力や認知機能に有意差をみとめなかった[13]．小学校入学前の発達検査のデータを用いた，入学前までに麻酔を受けた生物学的同胞(すなわち，同じ母体から出生した同胞)のカナダでのコホート研究では，対象を生物学的同胞に限らない場合は麻酔薬曝露群と非曝露群との間の発達障害リスクに有意差をみとめていたが[19]，生物学的同胞に限定した場合は両群間に発達障害リスクに有意差をみとめなかった[21]．

　また，近年のコホート研究から，ヒトにおける麻酔薬による神経毒性の結果として，多くの動物モデルでみとめられる皮質損傷によって示唆されるような広範な神経学的障害ではなく，高次脳機能の特定の分野に障害が発生しうるということが考えられている．

　この点に関して，Ing らは，西オーストラリア州の出生コホート（Raine cohort）の二次利用によるコホート研究を報告している[22-24]．3歳以前に麻酔薬に曝露されていた曝露群を，曝露時間の50パーセンタイル（35分）で二分し10歳時の神経心理学的検査を分析したところ，曝露が35分を超える群では言語能力全般および受容言語領域の双方において言語障害のリスクが高かったことから，麻酔薬曝露の累積時間と言語障害との関連性の可能性が示唆された．いっぽう，曝露が35分以下の群については非曝露群との間に各種検査結果に有意差をみとめなかった[22]．さらに，同じく Raine cohort を用いた研究から，麻酔薬曝露と最も関連する神経発達障害のタイプとして，言語・認知障害[23]や外在化（externalizing）障害[24]の可能性が示唆されている（外在化とはアウトプットとしての表現型に関する心理学用語であり，外在化障害では反社会行動などがみられる）．

　Ing らはまた，ニューヨークとテキサスの Medicaid データベースを用いて，麻酔薬への曝露時の年齢と精神障害〔発達遅滞および注意欠損多動性障害（attention-deficit hyperactivity disorder：ADHD）〕との関連性を報告している[25]．傾向スコアマッチングの結果，麻酔薬曝露群では，小児期に発

生する精神障害のリスクが増加していた．しかし，曝露時の年齢が低ければ低いほど精神障害発生リスクが高いわけではなく，すべての曝露時期で同程度のリスク増加がみられていた．

　さらに，麻酔薬への複数回曝露と成長後の学習障害や ADHD との関連性を示唆する後方視的研究も行われている．後述する MASK study に繋がる米国ミネソタ州オルムステッド郡の出生コホート（1976〜1982 年生まれ）を使用した一連の研究では，2〜4 歳までの麻酔薬への複数回曝露と成長後の学習障害および ADHD の診断との間に関連性をみとめた[10,26)]．ただし，このコホートの臨床診療は現在の麻酔薬やモニタリング基準を反映していないという批判があったため，同ミネソタ州オルムステッド郡で生まれた，より最近の出生コホート（1996〜2000 年生まれ）を利用した研究が行われたところ，3 歳までに麻酔薬に複数回曝露された群では非曝露群と比較して学業成績の低下，学習障害および ADHD の発生率の上昇をみとめた．しかし，そうした項目について単回曝露群と非曝露群の間には有意な差はみとめなかった[27)]．

> ## 4. 2010 年代の前方視的臨床研究：長時間または複数回の麻酔曝露による神経発達への影響については未だ議論があるが，乳幼児期の短時間かつ単回の麻酔薬曝露は神経発達に影響しないことが示された

　発達期の麻酔薬への曝露による成長後の神経学的損傷を支持する基礎研究が多く存在するにもかかわらず，ヒトにおける麻酔薬曝露による神経発達への影響に関して後方視的研究は高いレベルのエビデンスを提供するには至らなかった．これには，バイアスや交絡因子（例えば，麻酔に伴う呼吸循環動態の変化，手術に伴う炎症やストレス反応の影響，疼痛など）といった後方視的研究デザインそのものの限界に加えて，後方視的研究では指標となるアウトカム（例えば，学業成績，行動障害または学習障害の臨床診断）に関して各種検査の二次利用に依存せざるをえない傾向があり，そうした検査の二次利用では麻酔薬曝露による神経発達への影響を検知しきれない可能性がある．さらに，麻酔薬に曝露されたとしても多くの小児は通常，3 歳までに単回・短時間の全身麻酔しか経験しておらず，単回・短時間の麻酔薬への曝露に関連する効果量の差はあってもわずかであり，また，複数回または長時間の麻酔薬への曝露群に属する対象が少ないために，統計学的有意差をもって

麻酔薬曝露による影響を検知しきれない可能性がある．また，数多の後方視的研究の比較・統合に関しても，麻酔薬の曝露（回数，時間，曝露時の年齢），アウトカムとしての指標などに研究間で違いが多く，システマティック・レビューが困難であった．

このため，後方視的研究を含む観察研究による因果推論には限界があり[28]，より革新的なデザインの研究や前方視的研究が試みられる流れとなった．

2009年，米国食品医薬品局（US Food and Drug Administration：FDA）と国際麻酔学研究会議（International Anesthesia Research Society：IARS）が中心となり，The Safety of Key Inhaled and Intravenous Drugs in Children（SAFEKIDS）が組織され（2010年にSmartTotsに名称変更），両方向性コホート研究PANDA study，ランダム化比較研究GAS studyなどの大規模多施設臨床研究が計画され，両方向性コホート研究MASK studyとともに，近年に結果が報告され，短時間かつ単回の麻酔薬曝露は神経発達に影響しないことが示されている．

The Pediatric Anesthesia & NeuroDevelopment Assessment study（PANDA study）は2009～2015年にかけて施行された両方向性コホート研究である[29]．在胎36週以上で出生し3歳以前に単回の全身麻酔曝露下に鼠径ヘルニア修復術を受けた基礎疾患のない群と，その麻酔薬曝露群と36か月以内の年齢差にある同胞で3歳以前に麻酔薬に曝露されていない非曝露群からなる105組の同胞ペア間で比較が行われた．曝露群における手術時の年齢は17.3月齢，麻酔時間は20～240分（平均80分）であった．主要評価項目である小児期後期（8～15歳）の知能指数および副次評価項目である記憶，学習，運動，処理速度，注意，視空間認知，遂行能力，言語，行動などについて，曝露群と非曝露群の間に有意差をみとめなかった．混合モデルによる解析では，知能指数と有意に関連する項目は人種，施設，社会経済状況であった．ただし，曝露群では，内在化（internalizing）障害リスクおよび適応障害リスクが高い傾向がみとめられた（内在化とは社会的な価値や規範を取り入れて自己のものとすることで，内在化障害では抑うつや不安がみられる）．

The Mayo Anesthesia Safety in Kids study（MASK study）は，複数回の全身麻酔曝露と成長後の学習障害や注意欠陥・多動性障害との関連性を報告した[10,26,27]Mayo Clinicの研究グループによる継続研究の1つで，2018年

に発表された両方向性コホート研究である[30]．3歳までの全身麻酔への曝露と神経発達との関連を調査している．3歳までに全身麻酔を受けた群を曝露群として，1994〜2007年までにミネソタ州オルムステッド郡で生まれた997人（非曝露群411人，単回曝露群380人，複数回曝露群206人）について8〜12歳または15〜20歳で一連の包括的な神経心理学的検査を実施した．複数回曝露群では複数の項目（処理速度と微細運動能力）でスコア低下をみとめたものの，主要評価項目である the Wechsler Abbreviated Scale of Intelligence における知能指数に曝露群と非曝露群で有意差をみとめなかった．副次解析では全身麻酔曝露と Operant Test Battery（OTB）と呼ばれる包括的な神経心理検査との関連性を調査しているが，曝露群と非曝露群との間でOTBスコアに有意差はみとめなかった[31]．基礎実験では麻酔薬に曝露された非ヒト霊長類はOTBスコア低下を示しており，基礎実験の臨床への外挿の観点[32]からOTBはヒトにおける麻酔薬による神経毒性の検知にも有用と考えられてきたが[33]，OTBスコア低下をみとめた非ヒト哺乳類モデルの研究結果が，かならずしもヒトには外挿できない可能性が示唆された．

　The General Anesthesia compared to Spinal anesthesia study（GAS study）は，幼児の全身麻酔への曝露が成長後の神経発達に影響を与えるかどうかを調査した，これまでのところ唯一のランダム化比較試験である[34,35]．2007〜2013年に7か国28病院で在胎26週で出生し，修正60週未満で鼠径ヘルニア修復術を受ける乳児を，セボフルランを用いた全身麻酔群と覚醒下脊髄くも膜下麻酔群に割り付けて，主要評価項目を5歳時の the Wechsler Preschool and Primary Scale of Intelligence, third edition（WPPSI-Ⅲ）による知能検査スコア，副次評価項目を2歳時の Bayley-Ⅲ乳幼児発達検査スコアとして，神経学的転帰を比較した．中間解析（2歳時点での評価）は2016年に[34]，最終解析（5歳時点での評価）は2019年に公開された[35]．全身麻酔時間の中央値は54分であった（四分位範囲，41〜70分）．中間解析で両群間に有意差をみとめなかったのと同様，最終解析においても主要評価項目である知能指数に有意差をみとめなかった[35]．脊髄くも膜下麻酔群の19%で全身麻酔を必要とし，群間クロスオーバーがあったが，知能指数の調整後の平均値差は intention-to-treat 解析で0.16（95%信頼区間 -2.45〜2.78），as-per-protocol 解析で0.23（95%信頼区間 -2.59〜3.06）であり，いずれの解析でも有意差をみとめなかった．2歳時点での中間解析にお

ける乳幼児発達検査スコアと比較して，5歳時点の知能指数は将来の学習能力の予測可能性が高く，ランダム化比較試験である GAS study の結果から，ヒトにおいてセボフルランによる全身麻酔への単回・短時間の曝露では，5歳時点での神経発達および将来の学習能力に影響をもたらさないという高いレベルのエビデンスが得られた[35].

▶ 5. 神経保護作用を有するとされるデクスメデトミジンを用いた臨床研究が進行中である

　デクスメデトミジン（DEX）は中枢神経系の α_2 アドレナリン受容体に選択的に結合して作用し，GABA 受容体または NMDA 受容体のいずれにも作用せず，また，臨床上汎用されていることもあり，麻酔薬による神経毒性の研究において注目されている．Sanders らの新生仔ラットを用いた基礎研究では，イソフルラン単独曝露では神経細胞のアポトーシスの著明な増加をみとめたが，DEX 単独曝露ではアポトーシスを誘導せず，さらにイソフルラン曝露に加えて DEX を併用したところ，用量依存的にアポトーシスの減少効果をみとめた[36].さらに，成長後の記憶能力と空間認知能力について，イソフルラン単独曝露群では低下をみとめたが，DEX 単独曝露群やイソフルラン・DEX 併用曝露群では，曝露されていない対照群と比較して有意な低下をみとめなかった[36].この研究から，DEX 単独では神経アポトーシスを引き起こさず，DEX を標準的な臨床用量の揮発性麻酔薬に添加すると，急性神経変性傷害とその後の神経行動障害の双方を改善できる可能性があることが示唆された．この Sanders の研究報告以降，神経細胞アポトーシスに対する DEX の保護作用に関する胎仔または新生仔の動物モデルによる基礎研究が発表された[37-45].非常に高用量の DEX は感覚皮質野と視床野に神経細胞のアポトーシスを惹起した研究報告があるが[44]，いっぽう，ヒトでの臨床用量に相当する低用量とそれよりも高用量の DEX に曝露された動物モデルを用いた研究では，高用量での曝露群では神経細胞のアポトーシスの増加をみとめたが，低用量では増加をみとめなかった[45].こうした基礎研究から，ヒトでの臨床用量では神経毒性をきたすことはなく神経保護作用がある可能性が示唆された．

　将来のランダム化比較試験を計画する最初のステップとして，全身麻酔薬としての高用量の安全性と臨床研究の実現可能性の検証を目的とするデクス

メデトミジンを用いた2つのパイロット臨床研究が行われている.

1つは，The <u>T</u>oxicity of <u>R</u>emifentanil and d<u>EX</u>medetomidine study（T-REX study）である[46].オピオイド，特にレミフェンタニルは，神経細胞のアポトーシスを惹起することが示されていないことから[47]，標準的なセボフルランによる全身麻酔と，レミフェンタニルとDEXの2剤の組み合わせによる麻酔方法との比較を行っている.比較的長時間の麻酔薬への曝露による研究を将来的に実現可能とする目的で，T-REX studyでは仙骨硬膜外麻酔も施行している.主要評価項目は循環不全（徐脈，低血圧）や体動のために手術履行不可能となることがないかどうかであり，2剤および仙骨硬膜外麻酔による麻酔レジメンの安全性も評価された.米国，ヨーロッパ，オーストラリア，ニュージーランドの11施設における120分を超える下腹部または下肢の手術を受ける生後1〜12か月の乳児60人の被験者が登録された.60被験者のうち56被験者においてプロトコルが完了し，45被験者（80%）で少なくとも1回の高血圧（平均動脈圧>80 mmHg）や手術中の体動をみとめた.6例（10%）ではセボフルランやプロポフォールによるレスキューを必要とした.研究者らは，DEX，レミフェンタニル，仙骨硬膜外鎮痛の組み合わせによる麻酔レジメンは87.5%の症例において効果的であり，将来のランダム化比較研究デザインにおける麻酔レジメンのプロトコールとして採用可能としている.

もう1つは，乳児開心術における第I相試験である[48].この研究では，大血管転位症や心室中隔欠損症，Fallot四徴症の修復を目的として心肺バイパスを伴う開心術を受ける生後0〜6か月の新生児・乳児122人に，ローディングと用量漸増のプロトコールに従ってDEXを麻酔・鎮静薬として用いる前向きパイロット研究である.オピオイドと吸入麻酔薬を用いた標準的な術中麻酔管理およびオピオイドとベンゾジアゼピンを用いた集中治療室での鎮静レジメンに追加し，有害事象（主に接合部調律による徐脈，房室ブロック，低血圧）の発生率を評価し，また薬物動態モデルの検討もなされた.この第I相試験では5例に有害事象をみとめたのみで，投与プロトコールと薬物動態モデルともに今後の研究に有用であるとしている.

▶ まとめ

近年の質の高い臨床研究から，神経発達期の全身麻酔への単回・短時間の

曝露は神経心理学的検査で検知されるほどの神経発達障害のリスクにはならないという結果が示された．こうした知見は，全身麻酔への短時間の曝露を単回しか経験しない大多数の小児患者[49]，および周術期に関係する医療従事者をとりあえず安堵させるものである[50]．しかし，幼若脳に対する麻酔薬の神経毒性は確定的とする基礎研究結果，および，さまざまな限界はあるものの複数回ないしは長時間の麻酔薬への曝露と成長後の神経発達への影響を示唆する後方視的臨床研究結果から，曝露回数や曝露時間，麻酔薬の投与量などに依存して神経発達に影響が及ぶ可能性については未だ明らかとなっていない．そのため，ヒトにおいて神経学的障害をきたす麻酔薬の用量閾値，その感受性の高い年齢，および環境因子や社会経済的因子などの修飾因子[51-53]，そして DEX などの神経保護作用を有すると考えられる薬剤の影響について，さらなる研究結果とそこからの知見が期待される．

■文献

1) Tymofiyeva O, Hess CP, Xu D, et al. Structural MRI connectome in development : challenges of the changing brain. Br J Radiol. 2014 ; 87 : 20140086.

2) Sanders RD, Hassell J, Davidson AJ, et al. Impact of anaesthetics and surgery on neurodevelopment : an update. Br J Anaesth. 2013 ; 110 (suppl 1) : i53-72.

3) Petrenko AB, Yamakura T, Baba H, et al. The role of N-methyl-D-aspartate (NMDA) receptors in pain : a review. Anesth Analg. 2003 ; 97 : 1108-16.

4) Istaphanous GK, Ward CG, Loepke AW. The impact of the perioperative period on neurocognitive development, with a focus on pharmacological concerns. Best Pract Res Clin Anaesthesiol. 2010 ; 24 : 433-49.

5) Ikonomidou C, Bosch F, Miksa M, et al. Blockade of NMDA receptors and apoptotic neurodegeneration in the developing brain. Science. 1999 ; 283 : 70-4.

6) Jevtovic-Todorovic V, Hartman RE, Izumi Y, et al. Early exposure to common anesthetic agents causes widespread neurodegeneration in the developing rat brain and persistent learning deficits. J Neurosci. 2003 ; 23 : 876-82.

7) Rappaport BA, Suresh S, Hertz S, et al. Anesthetic neurotoxicity—clinical implications of animal models. N Engl J Med. 2015 ; 372 : 796-7.

8) Paule MG, Li M, Allen RR, et al. Ketamine anesthesia during the first week of life can cause long-lasting cognitive deficits in rhesus monkeys. Neurotoxicol Teratol. 2011 ; 33 : 220-30.

9) Coleman K, Robertson ND, Dissen GA, et al. Isoflurane anesthesia has long-term consequences on motor and behavioral development in infant rhesus macaques. Anesthesiology. 2017 ; 126 : 74-84.

10) Wilder RT, Flick RP, Sprung J, et al. Early exposure to anesthesia and learning disabilities in a population-based birth cohort. Anesthesiology. 2009 ; 110 : 796-804.

11) Kalkman CJ, Peelen L, Moons KG, et al. Behavior and development in children and

age at the time of first anesthetic exposure. Anesthesiology. 2009 ; 110 : 805-12.

12) DiMaggio C, Sun LS, Kakavouli A, et al. A retrospective cohort study of the association of anesthesia and hernia repair surgery with behavioral and developmental disorders in young children. J Neurosurg Anesthesiol. 2009 ; 21 : 286-91.

13) Bartels M, Althoff RR, Boomsma DI. Anesthesia and cognitive performance in children : no evidence for a causal relationship. Twin Res Hum Genet. 2009 ; 12 : 246-53.

14) Hansen TG, Pedersen JK, Henneberg SW, et al. Academic performance in adolescence after inguinal hernia repair in infancy : a nationwide cohort study. Anesthesiology. 2011 ; 114 : 1076-85.

15) Sprung J, Flick RP, Wilder RT, et al. Anesthesia for cesarean delivery and learning disabilities in a population-based birth cohort. Anesthesiology. 2009 ; 111 : 302-10.

16) Davidson AJ, Sun LS. Clinical evidence for any effect of anesthesia on the developing brain. Anesthesiology. 2018 ; 128 : 840-53.

17) Lei S, Ko R, Sun LS. Neurocognitive impact of anesthesia in children. Adv Anesth. 2018 ; 36 : 125-37.

18) Graham MR, Brownell M, Chateau DG, et al. Neurodevelopmental assessment in kindergarten in children exposed to general anesthesia before the age of 4 years : a retrospective matched cohort study. Anesthesiology. 2016 ; 125 : 667-77.

19) O'Leary JD, Janus M, Duku E, et al. A population-based study evaluating the association between surgery in early life and child development at primary school entry. Anesthesiology. 2016 ; 125 : 272-9.

20) Glatz P, Sandin RH, Pedersen NL, et al. Association of anesthesia and surgery during childhood with long-term academic performance. JAMA Pediatr. 2017 ; 171 : e163470.

21) O'Leary JD, Janus M, Duku E, et al. Influence of surgical procedures and general anesthesia on child development before primary school entry among matched sibling pairs. JAMA Pediatr. 2019 ; 173 : 29-36.

22) Ing C, Hegarty MK, Perkins JW, et al. Duration of general anaesthetic exposure in early childhood and long-term language and cognitive ability. Br J Anaesth. 2017 ; 119 : 532-40.

23) Ing C, Wall MM, DiMaggio CJ, et al. Latent class analysis of neurodevelopmental deficit after exposure to anesthesia in early childhood. J Neurosurg Anesthesiol. 2017 ; 29 : 264-73.

24) Ing C, Landau R, DeStephano D, et al. Prenatal exposure to general anesthesia and childhood behavioral deficit. Anesth Analg. 2021 ; Online ahead of print.

25) Ing C, Sun M, Olfson M, et al. Age at exposure to surgery and anesthesia in children and association with mental disorder diagnosis. Anesth Analg. 2017 ; 125 : 1988-98.

26) Sprung J, Flick RP, Katusic SK, et al. Attention-deficit/hyperactivity disorder after early exposure to procedures requiring general anesthesia. Mayo Clin Proc. 2012 ; 87 : 120-9.

27) Hu D, Flick RP, Zaccariello MJ, et al. Association between exposure of young children to procedures requiring general anesthesia and learning and behavioral outcomes in a population-based birth cohort. Anesthesiology. 2017 ; 127 : 227-40.

28) O'Neil M, Berkman N, Hartling L, et al. Observational evidence and strength of evidence domains : case examples. Syst Rev. 2014 ; 3 : 35.

29) Sun LS, Li G, Miller TL, et al. Association between a single general anesthesia exposure before age 36 months and neurocognitive outcomes in later childhood. JAMA. 2016 ; 315 : 2312-20.

30) Warner DO, Zaccariello MJ, Katusic SK, et al. Neuropsychological and behavioral outcomes after exposure of young children to procedures requiring general anesthesia : the Mayo Anesthesia Safety in Kids (MASK) Study. Anesthesiology. 2018 ; 129 : 89-105.

31) Warner DO, Chelonis JJ, Paule MG, et al. Performance on the operant test battery in young children exposed to procedures requiring general anaesthesia : the MASK study. Br J Anaesth. 2019 ; 122 : 470-9.

32) Disma N, O'Leary JD, Loepke AW, et al. Anesthesia and the developing brain : a way forward for laboratory and clinical research. Paediatr Anaesth. 2018 ; 28 : 758-63.

33) Paule MG, Chelonis JJ, Buffalo EA, et al. Operant test battery performance in children : correlation with IQ. Neurotoxicol Teratol. 1999 ; 21 : 223-30.

34) Davidson AJ, Disma N, de Graaff JC, et al. Neurodevelopmental outcome at 2 years of age after general anaesthesia and awake-regional anaesthesia in infancy (GAS) : an international multicentre, randomised controlled trial. Lancet. 2016 ; 387 : 239-50.

35) McCann ME, de Graaff JC, Dorris L, et al. Neurodevelopmental outcome at 5 years of age after general anaesthesia or awake-regional anaesthesia in infancy (GAS) : an international, multicentre, randomised, controlled equivalence trial. Lancet. 2019 ; 393 : 664-77.

36) Sanders RD, Xu J, Shu Y, et al. Dexmedetomidine attenuates isoflurane-induced neurocognitive impairment in neonatal rats. Anesthesiology. 2009 ; 110 : 1077-85.

37) Li J, Xiong M, Nadavaluru PR, et al. Dexmedetomidine attenuates neurotoxicity induced by prenatal propofol exposure. J Neurosurg Anesthesiol. 2016 ; 28 : 51-64.

38) Duan X, Li Y, Zhou C, et al. Dexmedetomidine provides neuroprotection : impact on ketamine-induced neuroapoptosis in the developing rat brain. Acta Anaesthesiol Scand. 2014 ; 58 : 1121-6.

39) Koo E, Oshodi T, Meschter C, et al. Neurotoxic effects of dexmedetomidine in fetal cynomolgus monkey brains. J Toxicol Sci. 2014 ; 39 : 251-62.

40) Olutoye OA, Lazar DA, Akinkuotu AC, et al. Potential of the ovine brain as a model for anesthesia-induced neuroapoptosis. Pediatr Surg Int. 2015 ; 31 : 865-9.

41) Sanders RD, Sun P, Patel S, et al. Dexmedetomidine provides cortical neuroprotection : impact on anaesthetic-induced neuroapoptosis in the rat developing brain. Acta Anaesthesiol Scand. 2010 ; 54 : 710-6.

42) Liao Z, Cao D, Han X, et al. Both JNK and P38 MAPK pathways participate in the protection by dexmedetomidine against isoflurane-induced neuroapoptosis in the hippocampus of neonatal rats. Brain Res Bull. 2014 ; 107 : 69-78.

43) Li Y, Zeng M, Chen W, et al. Dexmedetomidine reduces isoflurane-induced neuroapoptosis partly by preserving PI3K/Akt pathway in the hippocampus of neonatal rats. PLoS One. 2014 ; 9 : e93639.

44) Pancaro C, Segal BS, Sikes RW, et al. Dexmedetomidine and ketamine show distinct patterns of cell degeneration and apoptosis in the developing rat neonatal brain. J Matern Fetal Neonatal Med. 2016 ; 29 : 3827-33.

45) Liu JR, Yuki K, Baek C, et al. Dexmedetomidine-induced neuroapoptosis is depen-

dent on its cumulative dose. Anesth Analg. 2016 ; 123 : 1008-17.

46) Szmuk P, Andropoulos D, McGowan F, et al. An open label pilot study of a dexmede-tomidine-remifentanil-caudal anesthetic for infant lower abdominal/lower extremity surgery : The T REX pilot study. Pediatr Anesth. 2019 ; 29 : 59-67.

47) Tourrel F, de Lendeu PK, Abily-Donval L, et al. The antiapoptotic effect of remifent-anil on the immature mouse brain : an ex vivo study. Anesth Analg. 2014 ; 118 : 1041-51.

48) Zuppa A, Nicolson SC, Wilder NS, et al. Results of a phase 1 multicentre investiga-tion of dexmedetomidine bolus and infusion in corrective infant cardiac surgery. Br J Anaesth. 2019 ; 123 : 839-52.

49) Shi Y, Hu D, Rodgers EL, et al. Epidemiology of general anesthesia prior to age 3 in a population-based birth cohort. Paediatr Anaesth. 2018 ; 28 : 513-9.

50) Vutskits L, Culley DJ. GAS, PANDA, and MASK : no evidence of clinical anesthetic neurotoxicity! Anesthesiology. 2019 ; 131 : 762-4.

51) McCulloch A. Variation in children's cognitive and behavioural adjustment between different types of place in the British National Child Development Study. Soc Sci Med. 2006 ; 62 : 1865-79.

52) Schoon I, Jones E, Cheng H, et al. Family hardship, family instability, and cognitive development. J Epidemiol Community Health. 2012 ; 66 : 716-22.

53) Cermakova P, Formanek T, Kagstrom A, et al. Socioeconomic position in childhood and cognitive aging in Europe. Neurology. 2018 ; 91 : e1602-10.

〈小原崇一郎　蔵谷紀文〉

6 どうして幼弱脳は麻酔薬に弱いのか？老齢は大丈夫？

SUMMARY

1 中枢神経の発達過程にある幼弱脳に対しては様々な麻酔薬が神経毒性を有しているとされ，幼弱期に特徴的な GABA 受容体興奮性シグナル伝達がその機序として示唆されている．
2 老齢患者の術後神経認知機能障害にはマイクログリアが深く関与した神経炎症が深く関与していることがわかってきており，神経炎症抑制を意識した周術期管理が重要である．
3 多職種連携によって，麻酔薬に対して脆弱な乳幼児や老齢患者のリスクを最小化し，ベネフィットを最大化していくことが求められている．

▶ 1. 麻酔薬の幼弱脳への神経毒性

　これまでの様々な研究によって，様々な麻酔薬が幼弱脳に対する神経毒性を有することがわかってきている．吸入麻酔薬であるセボフルラン，デスフルラン[1]のみならず，静脈麻酔薬であるプロポフォール[2]やケタミン[3]，ミダゾラムなど本邦でも頻用されている代表的な麻酔薬が一定の条件下では中枢神経毒性を有するとされている．

　胎生期や出生後間もない時期の幼弱脳では，神経回路ネットワーク構築過程において gamma-aminobutyric acid（GABA）受容体や N-methyl-D-aspartate（NMDA）受容体を介したシグナル伝達が重要であると言われている[4,5]．

　麻酔薬は主に中枢神経において GABA 受容体や NMDA 受容体を介し

てその薬理作用を発揮するため，麻酔薬曝露が幼弱脳に何らかの影響を与えるであろうと推測するのは合理的であった．

幼弱脳への神経毒性を発現する期間はマウスやラットなどのげっ歯類では生後 2〜4 週間程度までとされており，げっ歯類の中枢神経系の発達期間と一致しているとされている．ヒト脳においては生後 3 歳くらいまでが中枢神経系の発達に重要な期間とされている[6]．そのためげっ歯類の生後 2 週間程度までを中心として様々な基礎研究が行われ，その病態が少しずつ明らかになってきている．

▶ 2. 幼弱脳における神経毒性の機序

麻酔薬曝露直後の脳内を観察すると，使用する麻酔薬の時間・用量依存性に神経細胞死（アポトーシス）が引き起こされることが報告された[7]．そのため神経細胞死が幼弱脳に対する神経毒性の大きな要因として議論されたが，成長後の脳内を観察すると神経細胞数の減少は一過性であり，成長後には神経細胞密度は被曝露群と差のない程度に回復するとされている[8]．神経細胞傷害性のみでは幼弱脳に対する麻酔薬の神経毒性を説明することは難しく，様々な角度から研究が進められてきている．

電気生理学的には幼弱脳への麻酔薬曝露によって，脳の記憶や学習に重要な海馬での長期増強（long-term potentiation：LTP）形成が長期的に障害されることなどが報告されている[9]．組織学的には神経細胞死の他に，海馬において新生顆粒細胞の移動が障害されるなどの知見[10]も報告されてきている．幼弱脳への神経毒性は行動学的試験によっても評価されており，学習や記憶を評価するモリス水迷路試験や恐怖条件付け試験などを幼弱期の麻酔曝露後に行うと様々な動物実験モデルにおいて行動学的異常が観察されている．

幼弱脳に対する神経毒性の機序としては，GABA 受容体の刺激作用が非幼弱脳とでは異なることが原因として挙げられている．非幼弱脳では GABA 刺激は抑制性のシグナル伝達を担うのに対して，幼弱脳ではその反対の興奮性の作用を担うことがわかっている[11]．この幼弱期における GABA 受容体刺激への反応の相違は，Cl イオントランスポーターである NKCC1 が KCC2 に比して優位であるからとされている．正

常な発達過程においては成熟につれ KCC2 優位に逆転し GABA 受容体
刺激は抑制性に転換し，麻酔薬への脆弱期を脱していく．

▶ 3. 老齢は麻酔後の神経炎症，神経認知機能障害のリスク因子

　手術を伴う麻酔後のせん妄（postoperative delirium： POD）や高次
脳機能障害（post-operative cognitive dysfunction： POCD）が麻酔関
連領域でホットトピックとなっている．POD や POCD の原因として
は，手術によって惹起された末梢炎症が中枢にも波及し，中枢神経系
での一連の神経炎症の結果として神経認知機能障害を呈すると考えら
れている．POD や POCD が起きやすい患者背景としては加齢やメタボ
リックシンドローム，術前より有する認知機能低下，感染などが挙げ
られており[12]，ハイリスク群での病態解明は臨床における認知機能障
害の発生予測，予防，治療につなげられるものと考えられており，目
下様々な研究が行われている．

　コロニー刺激因子 1 受容体（colony stimulating factor 1 receptor：
CSF1R）阻害剤である PLX5622 を用いマイクログリアを枯渇させたマ
ウスでは術後認知機能の低下を認めなかった実験により，POD や
POCD の病理学的な主座はマイクログリアにあると言っても過言では
ない[13]．マイクログリアは平常時においては静止型として脳内サーベ
イランスを行い，脳内免疫を担っているが，感染などによる脳障害な
どのストレス時には活性型に変化し脳内に様々な変化をもたらす．

　先に挙げた患者背景が神経認知機能障害のハイリスクになる要因と
しては，手術や麻酔刺激に対するマイクログリアの反応性亢進が示唆
されている．食餌誘発肥満マウスを用いた報告[13]では，同一手術刺激
に対する神経炎症がハイリスク群で亢進していた．マイクログリアは
加齢によって平常時であっても活性型に近くなることが報告されてお
り，軽微な刺激に対する過剰な反応や，同一刺激に対する反応性の亢
進に繋がるとされている[14]．また炎症からの回復過程においては，加
齢によってマイクログリアは活性型から静止型への移行が遅滞すると
され，その結果，慢性の神経炎症が生じ長期の神経認知機能障害につ
ながると推察されている．

4. 脆弱な乳幼児，老齢患者への麻酔管理

　幼弱脳への麻酔薬の神経毒性は用量・時間依存性にそのリスクが高まるとされている[15]．これまで行われた臨床試験では，短時間・単回の麻酔薬使用は成長後の神経発達に影響を及ぼさないとされているが，あくまでも条件付きであることを忘れてはならず，長時間や複数回の麻酔薬使用ではその安全性は担保されていないことを肝に銘じておく必要があり，患者利益を損なわないような最善の手術や麻酔計画を立てることが重要である．

　世界有数の高齢化社会である日本では老齢患者をはじめとしたPOD/POCD ハイリスク群患者を麻酔することは日常茶飯事である．すべてのハイリスク患者が POD や POCD を発症するわけではないが，そのリスクを最小限に抑えるような周術期管理を心がけることが肝要である．POD や POCD に対する特異的な薬物治療法はないため，2017にヨーロッパ麻酔科学会（European Society of Anesthesiology： ESA）から出された POD ガイドライン[16]では，予防および早期発見に重きが置かれている（ 表 1 ，ESA ガイドライン表 8 より改変）．

　術前に介入可能なものは可能な限り介入することが望ましく，糖尿病や感染，電解質異常，ベンゾジアゼピン系や抗コリン薬などの薬剤調整などは実施可能と考えられる．術前の運動が術後の認知機能を改善することがわかってきており[17]，待機手術患者においては支障ない

表 1 　エビデンスおよびコンセンサスに基づく POD 予防と治療に関するステートメント

推奨度	ステートメント
A	・麻酔深度モニタリング ・適切な疼痛管理 ・術後せん妄の早期発見，鑑別診断，治療開始
B	・ファストトラック手術 ・ベンゾジアゼピン系の前投薬の限定的な使用（重症な不安患者のみ使用） ・手術中の絶え間ない鎮痛 ・治療目的での低用量のハロペリドールまたは非定型抗精神病薬の使用

範囲で，推奨してもよいと考えられる．

　術中は BIS モニタリングなど使用した深鎮静の回避，術後もにらんだ術中からの鎮痛管理を積極的に行う．高侵襲手術や長時間手術もリスク要因であるため回避するのが POD/POCD 管理の点からは望ましいが，執刀医との連携が不可欠である．

　術後は急性痛が POD の発症の強力な因子であるため，術中に引き続き鎮痛管理を行う．POD は早期発見および早期介入が重要であるため，何よりも早期発見に努める．患者の周術期に関わるすべてのメディカルスタッフが早期発見に対する高い意識を持つことが重要であることは言うまでもなく，多職種の連携協力が必要不可欠である．

■文献

1) Kodama M, Satoh Y, Otsubo Y, et al. Neonatal desflurane exposure induces more robust neuroapoptosis than do isoflurane and sevoflurane and impairs working memory. Anesthesiology. 2011 ; 115 : 979-91.

2) Cattano D, Young C, Straiko MM, et al. Subanesthetic doses of propofol induce neuroapoptosis in the infant mouse brain. Anesth Analg. 2008 ; 106 : 1712-4.

3) Ikonomidou C, Bosch F, Miksa M, et al. Blockade of NMDA receptors and apoptotic neurodegeneration in the developing brain. Science. 1999 ; 283 : 70-4.

4) Ben-Ari Y. Excitatory actions of gaba during development : the nature of the nurture. Nat Rev Neurosci. 2002 ; 3 : 728-39.

5) Kilb W. Development of the GABAergic system from birth to adolescence. Neuroscientist. 2012 ; 18 : 613-30.

6) Dobbing J, Sands J. Comparative aspects of the brain growth spurt. Early Hum Dev. 1979 ; 3 : 79-83.

7) Jevtovic-Todorovic V, Hartman RE, Izumi Y, et al. Early exposure to common anesthetic agents causes widespread neurodegeneration in the developing rat brain and persistent learning deficits. J Neurosci. 2003 ; 23 : 876-82.

8) Loepke AW, Istaphanous GK, McAuliffe JJ 3rd, et al. The effects of neonatal isoflurane exposure in mice on brain cell viability, adult behavior, learning, and memory. Anesth Analg. 2009 ; 108 : 90-104.

9) Kato R, Tachibana K, Nishimoto N, et al. Neonatal exposure to sevoflurane causes significant suppression of hippocampal long-term potentiation in postgrowth rats. Anesth Analg. 2013 ; 117 : 1429-35.

10) Saito H, Kato R, Hashimoto T, et al. Influence of nitrous oxide on granule cell migration in the dentate gyrus of the neonatal rat. Biomed Res（Tokyo, Japan）. 2018 ; 39 : 39-45.

11) Yamada J, Okabe A, Toyoda H, et al. Cl- uptake promoting depolarizing GABA actions in immature rat neocortical neurones is mediated by NKCC1. J Physiol. 2004 ; 557 : 829-41.

JCOPY 498-05548

12) Greene NH, Attix DK, Weldon BC, et al. Measures of executive function and depression identify patients at risk for postoperative delirium. Anesthesiology. 2009 ; 110 : 788-95.

13) Feng X, Valdearcos M, Uchida Y, et al. Microglia mediate postoperative hippocampal inflammation and cognitive decline in mice. JCI Insight. 2017 ; 2 : e91229.

14) Kawano T, Eguchi S, Iwata H, et al. Impact of preoperative environmental enrichment on prevention of development of cognitive impairment following abdominal surgery in a rat model. Anesthesiology. 2015 ; 123 : 160-70.

15) Stratmann G, May LD, Sall JW, et al. Effect of hypercarbia and isoflurane on brain cell death and neurocognitive dysfunction in 7-day-old rats. Anesthesiology. 2009 ; 110 : 849-61.

16) Aldecoa C, Bettelli G, Bilotta F, et al. European Society of Anaesthesiology evidence-based and consensus-based guideline on postoperative delirium. Eur J Anaesthesiol. 2017 ; 34 : 192-214.

17) Feng X, Uchida Y, Koch L, et al. Exercise prevents enhanced postoperative neuroinflammation and cognitive decline and rectifies the gut microbiome in a rat model of metabolic syndrome. Front Immunol. 2017 ; 8 : 1768.

〈内田洋介　森本裕二〉

6 小児全身麻酔症例における覚醒時興奮

SUMMARY

1 覚醒時興奮は，セボフルランの登場により顕在化した問題である．
2 術前における患児の強い不安は覚醒時興奮の原因となり，術後長期にわたる悪影響を引き起こす．
3 麻酔薬の選択を含めた薬物学的介入により，効果的に覚醒時興奮を抑制することが可能である．
4 鎮静薬を使用した覚醒時興奮予防を施行した場合，抜管後の厳重な気道呼吸管理が必須である．

▶ 1. 覚醒時興奮は，セボフルランの登場により顕在化した問題である

　小児症例に対して全身麻酔を施行する場合，覚醒時に異常な興奮状態となる場合に多く遭遇し，この現象は「覚醒時興奮（emergence agitation）」と呼称される．吸入麻酔薬ハロタンによる全身麻酔が主流であった時代にはあまり問題とならなかった覚醒時興奮だが，迅速な覚醒が期待できるセボフルランが登場することで，覚醒時興奮に遭遇する機会が増え，次第に小児麻酔における1つの問題として捉えられるようになった[1]．Costi ら[2]は，セボフルランと覚醒時興奮予防法に関するメタアナリシスを報告しており，ハロタンとセボフルランによる全身麻酔を比較した際，ハロタンの使用で覚醒時興奮発生の危険性が低いことを明らかにするとともに，そのほかさまざまな方法によって覚醒時興奮の発生リスクを効果的に低下させることができること

を示した.

　覚醒時興奮が生じた場合，その激しい体動が原因となり，留置していた静脈路が事故抜去される，創部を覆うガーゼが剝がれ創が汚染されるといった患児の身体的側面への悪影響のほか，親の満足度を著しく低下させるといった影響が生じる．Mason[1]は，覚醒時興奮に関する総説の中で，覚醒時興奮発生の危険因子について述べており，具体的には，① 吸入麻酔薬，特にセボフルランの使用，② 眼科および耳鼻咽喉科手術，③ 若年，④ 術前における患児の不安状態や認知行動異常，⑤ 親の不安状態，さらには⑥ 医療提供者との関係不良が挙げられている．これらの危険因子を正確に同定し，積極的に介入することにより，効果的な予防を行うことが可能である.

▶ 2. 術前における患児の強い不安は覚醒時興奮の原因となり，中長期的な悪影響を引き起こす

　見慣れない医療スタッフに囲まれた手術室という異質な環境への入室は，手術や術後痛に対する恐怖と相まって，非常に強い精神的不安感を患児に抱かせる．術前および麻酔導入時の患児の強い精神的不安は，覚醒時興奮発生率を高めるだけではなく，中長期的な悪影響をもたらすことが知られ，夜尿症，摂食障害，感情鈍麻，睡眠障害の原因となることに加え[3-5]，海馬や視床下部-下垂体-副腎系といったストレス応答システムに対して悪影響を及ぼす可能性も指摘されている[6]．そのため，覚醒時興奮を抑制する目的だけではなく，術後の行動変容を抑制するためにも，術前から患児の不安を緩和する介入が必要と考えられる．McCann ら[7]は，術前における患児の不安増強因子として，① 母子分離が困難な1〜5歳という年齢，② 内気な気質，③ 高い知能指数，④ 適応能力の欠如，⑤ 手術や入院の既往，⑤ 小児科通院困難といった児の要因だけでなく，⑥ 両親の精神的不安を挙げており，これらの因子を有する患児に対し，術前の段階から介入を行うことが覚醒時興奮を含めた術後アウトカム改善につながると考えられる.

　薬物を用いた不安軽減方法としては，ミダゾラムが最も一般的な方法であろう．Cox ら[8]は，小児患者の術前に経口ミダゾラムを投与した30のランダム化比較試験をレビューし，術前20〜30分前のミダゾラム0.5 mg/kg経口投与が，覚醒までの時間に影響することなく，母子分離および麻酔導入時の不安軽減に有効であったと報告した．また近年，デクスメデトミジンを術前

不安軽減目的に使用する研究が報告されている．Pasin ら[9]は，13 のランダム化比較試験をメタ解析し，デクスメデトミジン 0.5～4 µg/kg の経口または経鼻投与を行った際，ミダゾラムと比較して術前母子分離時の不安軽減効果が高い，覚醒時興奮発生率が低い，さらに術後の鎮痛薬使用頻度が低いことを報告している．また，薬物を用いない不安軽減方法も研究されており，タブレットを用いた動画視聴[10]，ゲーム[11]といった簡便な方法が不安軽減に有効とされており，実際の臨床の場でも応用しやすいと考えられる．

▶ 3. 麻酔薬の選択を含めた薬物学的介入により，効果的に覚醒時興奮を抑制することが可能である

　上述した覚醒時興奮発生のリスクが高いと判断された患児の場合には，薬物学的な覚醒時興奮予防策を検討する．現在エビデンスによって裏付けされている覚醒時興奮予防方法を 表1 に示す．Kanaya ら[12]は，プロポフォールとセボフルランによる麻酔維持を行った際の覚醒時興奮発生に関して 14 の報告をメタ解析している．プロポフォールによる麻酔維持を行った場合の覚醒時興奮発生率は，セボフルランによる麻酔維持を行った場合と比較して，約 1/4 まで低下することが示された．このように，麻酔維持で用いる鎮静薬としてセボフルランを避け，プロポフォールを用いることが簡便かつ有効な覚醒時興奮予防法と考えられる．また，麻酔中における追加の鎮静薬，鎮痛薬を投与する方法も効果的である．麻酔導入後に α_2 受容体作動薬であるクロニジンまたはデクスメデトミジンを静注することにより，覚醒時興奮発生率を低下させることが可能であるほか[13]，フェンタニルやミダゾラム，ケタミンも有効とされている（本邦ではクロニジンの注射剤は販売されてない）．

表1 覚醒時興奮を抑制する薬物的介入

薬剤	投与法	投与タイミング	投与量
プロポフォール	単回静注	手術終了時	1 mg/kg[21]
デクスメデトミジン	単回静注	麻酔導入後	0.3～4 µg/kg[13]
クロニジン	単回静注	麻酔導入後	1.5～2 µg/kg[13]
ミダゾラム	経口投与	麻酔導入前	0.2～0.5 mg/kg[22]
	単回静注	手術終了後	0.03～0.05 mg/kg[23]
フェンタニル	単回静注	手術終了前	1 µg/kg[24]

（文献 13，21-24 より）

また，術後の創部痛も覚醒時興奮の原因となる大きな要因の1つである[14]．そのため，さまざまな鎮痛方法を駆使した多様式鎮痛（multimodal analgesia）を行うことが望ましい．伝統的にも最も使用しやすいアセトアミノフェンは，近年静注薬も市販され，その有用性はさらに高まったといえる．過量投与による肝機能障害に留意すれば安全性も高く，創部を伴う手術の場合，積極的に使用を考慮すべきである．非ステロイド性鎮痛薬（NSAIDs）も，成人同様に小児で有効だが[15]，急性脳症を呈する Reye 症候群との関連が指摘されており，急性ウイルス感染症罹患児への投与は避ける必要がある．また近年，小児麻酔の領域においても，神経ブロックによる鎮痛が重要視されるようになってきた．Wang ら[16]は，セボフルランによる全身麻酔下で口唇裂手術を受ける児を対象とし，眼窩下神経を行うことで，覚醒時興奮の発生率および持続時間を短縮できることを報告している．このように，神経ブロックによって有効な鎮痛が得られる手術である場合には，覚醒時興奮を抑制するという意味でも，積極的に神経ブロックを用いた多様式鎮痛を実施するべきである．

▶ 4. 鎮静薬を使用した覚醒時興奮予防を施行した場合，抜管後の厳重な気道呼吸管理が必須である

薬物を使用した覚醒時興奮予防方法に共通するのは，追加の鎮静薬を加えることにより，麻酔からの完全覚醒を避け，ある程度の鎮静作用が残存した状態で抜管し退室させる方法という点である．気道管理における危険因子を有さない患児の場合，若干の鎮静作用が残存していたとしても，気道管理上大きな問題となることは少ないと考えられるが，閉塞性睡眠時無呼吸症候群（obstructive sleep apnea syndrome：OSAS）などの危険因子を有する患児の場合には，致命的となる点に留意しなければならない．扁桃摘出術を受けた患児を対象とし，術後の呼吸器合併症に関して評価を行った後方視的研究が報告されており，危険因子として，体重 18 kg 未満，若年（3歳未満），心疾患や気道異常の合併といった要因が挙げられており[17,18]，これらに該当する症例である場合には，追加での鎮静薬投与が上気道閉塞などの呼吸器合併症発生の原因となる可能性があるため，覚醒時興奮予防法を施行するかどうかという段階から麻酔計画を立案する必要がある．また，術後の呼吸器合併症を減少させる麻酔管理方法に関しても検討がなされている．de Wit ら[19]

6
小児全身麻酔症例における覚醒時興奮

は，カフ付き気管チューブとカフなし気管チューブを使用した気道管理を行った場合の術後呼吸器合併症発生率に関して，6,796 例の小児患者を後方視的に検討した．その結果，カフ付き気管チューブを用いた場合に，術後呼吸器合併症の頻度が低下する可能性があることを報告している．さらにRamgolam ら[20]は，小児症例を対象にプロポフォールによる麻酔導入を行った群とセボフルランによる麻酔導入を行った群で，周術期の呼吸器合併症発生率を比較するランダム化比較試験を行った．彼らの報告によると，プロポフォールでの麻酔導入を行った群では，セボフルランによる麻酔導入を行った群と比較して，術後を含めた周術期呼吸器合併症発生率が低いことを報告している（26% vs 43%，相対危険度：1.7）．OSAS に代表される気道リスク因子を有する患児に対し，鎮静薬を用いた覚醒時興奮予防法を行った場合でも，これらの対応策を用いることにより，術後の気道トラブルを避けられる可能性があり，小児麻酔全体の安全性を向上させるという観点からも今後の研究が望まれる領域である．

▶ まとめ

　小児麻酔の領域で問題となる覚醒時興奮は，手術要因，麻酔要因，患児要因，さらには親の要因といった多様な因子によって引き起こされる現象であり，長期的にも影響が残存する可能性がある 図1 ．症例ごとに覚醒時興奮発生のリスク因子を明らかにし，積極的な予防的介入を行うことによって，周術期における患児および親が受ける医療の質を改善することが可能であり，麻酔科医の知識と技術が試される領域でもある．また，その介入には病棟や手術室看護師などコメディカルの協力も重要となる．

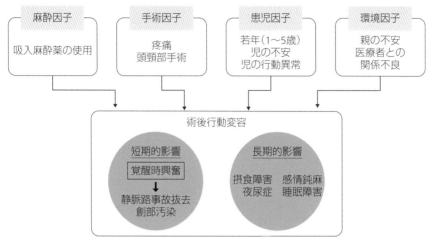

麻酔因子
吸入麻酔薬の使用

手術因子
疼痛
頭頸部手術

患児因子
若年(1〜5歳)
児の不安
児の行動異常

環境因子
親の不安
医療者との
関係不良

術後行動変容

短期的影響
覚醒時興奮
↓
静脈路事故抜去
創部汚染

長期的影響
摂食障害　感情鈍麻
夜尿症　睡眠障害

図1 術後の行動に影響を及ぼす因子と生じうる行動変容
覚醒時興奮は，手術や麻酔だけではなく，患児自身，さらには患児を取り巻く環境要因によって引き起こされる．また，それらの要因は覚醒時興奮以外にも，長期的な悪影響を及ぼしうることを認識しなければならない．

■文献

1) Mason KP. Paediatric emergence delirium : a comprehensive review and interpretation of the literature. Br J Anaesth. 2017 ; 118 : 335-43.

2) Costi D, Cyna AM, Ahmed S, et al. Effects of sevoflurane versus other general anaesthesia on emergence agitation in children. Cochrane Database Syst Rev. 2014 ; 12 : CD007084.

3) Kain ZN, Mayas LC, O'Connor TZ, et al. Preoperative anxiety in children : predictors and outcomes. Arch Pediatr Adolesc Med. 1996 ; 150 : 1238-45.

4) Kotiniemi LH, Ryhanen PT, Moilanen IK. Behavioural changes in children following day-case surgery : a 4-week follow-up of 551 children. Anaesthesia. 1997 ; 52 : 970-6.

5) Kain Z, Mayes L, Caramico L, et al. Distress during induction of anesthesia and post-operative behavioral outcomes. Anesth Analg. 1999 ; 88 : 1042-7.

6) Borsook D, George E, Kussman B, et al. Anesthesia and perioperative stress : consequences on neural networks and postoperative behaviors. Prog Neurobiol. 2010 ; 92 : 601-12.

7) McCann ME, Kain ZN. The management of preoperative anxiety in children : an update. Anesth Analg. 2001 ; 93 : 98-105.

8) Cox GR, Nemish U, Ewen A, et al. Evidence-based clinical update : does premedication with oral midazolam lead to improved behavioural outcomes in children? Can J Anaesth. 2006 ; 53 : 1213-9.

9) Pasin L, Febres D, Testa V, et al. Dexmedetomidine vs midazolam as preanesthetic medication in children : a meta-analysis of randomized controlled trials. Paediatr Anaesth. 2015 ; 25 : 468-76.

10) Mifflin KA, Hackmann T, Chorney JM. Streamed video clips to reduce anxiety in children during inhaled induction of anesthesia. Anesth Analg. 2012 ; 115 : 1162-7.

11) Patel A, Schieble T, Davidson M, et al. Distraction with a hand-held video game reduces pediatric preoperative anxiety. Paediatr Anaesth. 2006 ; 16 : 1019-27.

12) Kanaya A, Kuratani N, Satoh D, et al. Lower incidence of emergence agitation in children after propofol anesthesia compared with sevoflurane : a meta-analysis of randomized controlled trials. J Anesth. 2014 ; 28 : 4-11.

13) Pickard A, Davies P, Birnie K, et al. Systematic review and meta-analysis of the effect of intraoperative α2-adrenergic agonists on postoperative behaviour in children. Br J Anaesth. 2014 ; 112 : 982-90.

14) Kanaya A. Emergence agitation in children : risk factors, prevention, and treatment. J Anesth. 2016 ; 30 : 261-7.

15) Redmann AJ, Maksimoski M, Brumbaugh C, et al. The effect of postoperative steroids on post-tonsillectomy pain and need for postoperative physician contact. Laryngoscope. 2018 ; 128 : 2187-92.

16) Wang H, Liu G, Fu W, et al. The effect of infraorbital nerve block on emergence agitation in children undergoing cleft lip surgery under general anesthesia with sevoflurane. Paediatr Anaesth. 2015 ; 25 : 906-10.

17) Julien-Marsollier F, Salis P, Abdat R, et al. Predictive factors of early postoperative respiratory complications after tonsillectomy in children with unidentified risks for this complication. Anesth Crit Care Pain Med. 2018 ; 36 : 439-45.

18) Katz SL, Monsour A, Barrowman N, et al. Predictors of postoperative respiratory complications in children undergoing adenotonsillectomy. J Clin Sleep Med. 2020 ; 16 : 41-8.

19) de Wit M, Peelen LM, van Wolfswinkel L, et al. The incidence of postoperative respiratory complications : A retrospective analysis of cuffed vs uncuffed tracheal tubes in children 0-7 years of age. Paediatr Anaesth. 2018 ; 28 : 210-7.

20) Ramgolam A, Hall GL, Zhang G, et al. Inhalational versus IV induction of anesthesia in children with a high risk of perioperative respiratory adverse events. Anesthesiology. 2018 ; 128 : 1065-74.

21) van Hoff SL, O'Neill ES, Cohen LC, et al. Does a prophylactic dose of propofol reduce emergence agitation in children receiving anesthesia? A systematic review and meta-analysis. Paediatr Anaesth. 2015 ; 25 : 668-76.

22) Zhang C, Li J, Zhao D, et al. Prophylactic midazolam and clonidine for emergence from agitation in children after emergence from sevoflurane anesthesia : a meta-analysis. Clin Ther. 2013 ; 35 : 1622-31.

23) Cho EJ, Yoon SZ, Cho JE, et al. Comparison of the effects of 0.03 and 0.05 mg/kg midazolam with placebo on prevention of emergence agitation in children having strabismus surgery. Anesthesiology. 2014 ; 120 : 1354-61.

24) Kim N, Park JH, Lee JS, et al. Effects of intravenous fentanyl around the end of surgery on emergence agitation in children : Systematic review and meta-analysis. Paediatr Anaesth. 2017 ; 27 : 885-92.

〈茶木友浩〉

1

SEP, MEP

SUMMARY

1 術中 SEP は中心溝の同定，体性感覚や脳幹部のモニタリングに使用される．

2 術中 MEP は皮質脊髄路を評価する運動機能モニタリングである．

3 MEP の脳に対する電気刺激の影響，有効性や安全性を考慮して刺激条件を設定することが重要である．

4 MEP 施行時には，術後神経障害を防ぐために種々の警告基準の選定が必須である．

5 MEP に対する麻酔薬の影響について十分に理解し，最適なモニタリングを行うよう努める．

▶ 1. 体性感覚誘発電位（somatosensory evoked potential：SEP）

　SEP とは体性感覚に関与する末梢神経を刺激して，脳表，頭皮や体部などから誘発電位を記録する方法である．静脈麻酔薬の影響を比較的受けにくいとされており[1,2]，短潜時の SEP（30～50 ms）が術中モニタリングに用いられる[3,4]．これは主として，脊髄後索，内側毛帯系や 1 次感覚野などの電位を反映している．そのため，脳や脊髄の感覚路，中大脳動脈や前大脳動脈などの血液供給に関するモニタリングが可能となる[3-5]．また，中心溝を境に 1 次運動野と 1 次感覚野領域での電位が逆転する現象（phase reversal）を利用して中心溝の同定などを目的に施行される[6,7]．ただし解剖学的観点から，術

表1 術中 SEP の主な測定成分とモンタージュ例

SEP	波形成分	起源・由来	モンタージュ例
上肢 (正中神経刺激)	N9	腕神経叢付近の NFP[12]	**EPi-M**, EPi-EPc
	N13	脊髄楔状束の EPSP[13]	**C5S-M**, C5S-NC
	P14 N18	内側毛帯由来の FFP[14] 楔状束核由来の EPSP[15,16]	**CPi-M**, CPi-C2S
	N20/P20	中心溝後壁 3b 野の EPSP[7,17,18]	**CPc-CPz**, CPc-Fz
下肢 (後脛骨神経)	N22	脊髄薄束の EPSP	L1S-ICc, Th12-IC
	P31 N34	内側毛帯由来の FFP 薄束核由来の EPSP	**Fpz-M**, Fpz-C5S C2S-CPc
	P37	中心溝後壁 3b 野の EPSP	**CPz-CPc**, CPz-Fz

i：刺激同側，c：刺激対側，M：乳様突起，EP：Erb 点（胸鎖乳突筋後縁と外頸静脈の交差点から1cm頭側の点），NC：頭部外基準，C2S：第2頸椎棘突起上，C5S：第5頸椎棘突起上，Th12：第12胸椎棘突起上，L1S：第1腰椎棘突起上，IC：腸骨稜，Fz：前頭正中部，Fpz：前頭極性中部，CP：中心頭頂部，CPz：中心頭頂正中部
NFP：近接電場電位，FFP：遠隔電場電位，EPSP：興奮性シナプス後電位
モンタージュ例：太字は MacDonald ら[9]が術中に限り推奨
（文献7，9，12-18 より）

中の電気刺激における短潜時 SEP は繊細な触覚，振動覚や固有感覚などの背側体性感覚系を評価するが，温痛覚や粗大な触覚などの前外側の体性感覚は評価しない[8,9]．

SEP は上肢 SEP と下肢 SEP に大別される．刺激波形は矩形波を用い，刺激幅（パルス幅）は 0.2〜0.3 ms の定電流刺激で施行される．刺激の最大刺激強度は末梢神経の反応から決定するか，感覚閾値の3倍または運動閾値の2倍程度とする．刺激周波数は 4.7，4.9 または 5.1 Hz が使用され，症例ごとに調整して最適化する[10]．Filter の設定は頭皮導出の SEP では 30〜300 Hz，肘窩および膝窩導出の末梢神経 SEP では 0.2〜1,000 Hz が適当であるとされている[10,11]．上肢 SEP は手首の手根管部に陽極，陰極は3cmほど近位の正中に電極を留置して正中神経を刺激する．代表的な波形の成分は，腕神経叢付近を上行する活動電位の N9 や体幹から首への容積導体の大きさの変化による P9[12]，脊髄分節部における脊髄灰白質（楔状束）のシナプス後電位（excitatory postsynaptic potential：EPSP）である後方陰性，前方陽性の N13 または P13[13]，皮質下電位として脳幹楔状束核と内側毛帯は junctional potential や EPSP に由来するとされる陽性頂点 P13/14 と[14]遅れた陰性頂点

N18 を示す[15,16]．皮質電位として，刺激とは対側頭頂部に誘発される N20/P20 および前頭部の P22，1 次感覚野の頂上に放射状に広がる陽性電位である P25 などが挙げられる[7,17,18]．

下肢 SEP は後脛骨神経刺激の場合，陰極は内果とアキレス腱の間，陽極は 3 cm ほど遠位に留置する．波形の成分は上肢 SEP の N13 → N22，P14-N18 → P31-N34，N20-P22 → P37 と波形の成分は対応している．皮質においての位相逆転の有無は一貫してないが，頭頂中央部に P37 を最大投射する[19]．SEP の解釈には近接電場電位，遠隔電場電位（junctional potential など）や EPSP の理解が必要不可欠である．通常の臨床検査とは異なり，術中 SEP モニタリングにおいて加算回数が 200 回程度で測定が終了し，かつ安定性や S/N 比が高く有用と考えられているモンタージュを 表1 にまとめた[9]．ただし，従来のモンタージュにおいても術中 SEP モニタリングは十分に可能である．

▶ 2. 運動誘発電位（motor evoked potential：MEP）

術中の MEP は大脳皮質の錐体細胞に直接（direct cortical stimulation：DCS）または経頭蓋的（transcranial electrical stimulation MEP：Tc-MEP，TES）に電気刺激を与え，興奮した細胞の反応が延髄下部での錐体交差後，下行してきた皮質脊髄路からシナプスを介して脊髄前角細胞に興奮を伝達し，続く末梢運動神経の興奮を通じて筋肉からの複合筋活動電位（compound muscle action potential：CMAP）を導出することで得られる電位変化の総称である 図1 ．そのため，MEP は皮質脊髄路を評価する運動機能モニタリングであり，その有用性が確立されている[20-22]．

MEP の施行で重要なことは，患者は術中の吸入麻酔薬の使用により脊髄前角細胞の興奮抑制に加え，I-wave も抑制するため単回刺激時の MEP 導出は困難であることを理解することである[23,24]．これに対し，Taniguchi らは DCS 時の刺激間隔が短い（500 Hz 程度）train 刺激（3〜5 回）が術中麻酔下での MEP 導出に有効であるとし[20]，この方法を用いて Tc-MEP においても同様に有効性が示された[25,26]．その後，麻酔管理中は静脈麻酔薬プロポフォールが吸入麻酔薬よりも脊髄前角細胞に対する興奮抑制が小さく[27,28]，安定した運動神経モニタリングが可能なため，急速に普及した．

DCS と Tc-MEP の刺激の共通点は，1 次運動野の大脳皮質に対して矩形

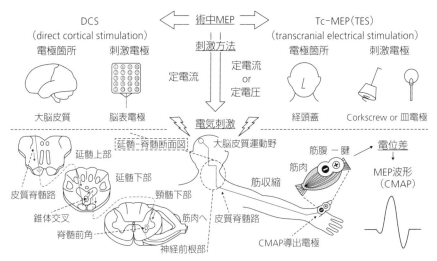

図1 術中 MEP の刺激方法と導出までの流れ
術中 MEP は刺激箇所により DCS と Tc-MEP（TES）に大別される．Tc-MEP は刺激方法として定電流か定電圧刺激が使用されるのに対し，DCS は定電流刺激が使用される．MEP の電気刺激後，神経の興奮が大脳皮質運動野から皮質脊髄路を下行し，延髄下部で大部分が対側に錐体交叉する．その後も下行し脊髄の前角部でシナプスを形成し，下位の運動ニューロンに移行する．そこから脊髄前根部を通り末梢の運動神経を通じて支配領域にある骨格筋が収縮する．MEP は，このときに得られる筋電図を記録することの総称である．

波を用いた陽極刺激を行うことで最も効率よく MEP を誘発できる点である[29]．DCS は脳表電極を用いて脳を定電流刺激するため，侵襲的ではあるが Tc-MEP と比べて局限した刺激が可能である．一般的に DCS の MEP には単極陽極刺激が用いられ，陰極側は Fz，Fpz や頭皮下に電極が留置される[30]．これに対し双極刺激は一般的に脳の機能マッピングに使用される[30]．もう 1 つの刺激方法である Tc-MEP の刺激電極には corkscrew 電極や皿電極が使用され，C3/C4（興奮させたい側を＋）刺激が一般的である．ただし，高強度の定電流または定電圧刺激になると体動や咬傷の危険性が高くなり[31]，さらに刺激の興奮箇所が不明瞭になる[32]．そのため，体動の減少や刺激の侵入度を制限する C1/C2 刺激[33,34]や，前述の利点に加えて脳外科手術では錐体交差の評価もできる C3/C4-Cz 刺激なども有効であり[34]，手術や病変部位に適した刺激箇所を選定するべきである 図2．また，CMAP の導出は表面電極や針電極を用い，これらを留置する筋肉は上肢で短拇指外転筋，小拇指外転筋，前腕筋群など，下肢は前脛骨筋，腓腹筋，母趾外転筋などが一

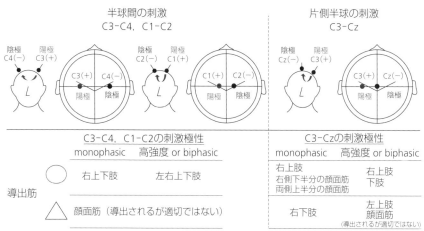

半球間の刺激
C3-C4, C1-C2

陰極　陽極
C4(−)　C3(+)

陰極　陽極
C2(−)　C1(+)

C3(+)　C4(−)
陽極　陰極

C1(+)　C2(−)
陽極　陰極

片側半球の刺激
C3-Cz

陰極　陽極
Cz(−)　C3(+)

C3(+)　Cz(−)
陽極　陰極

導出筋	C3-C4, C1-C2の刺激極性		C3-Czの刺激極性	
	monophasic	高強度 or biphasic	monophasic	高強度 or biphasic
○	右上下肢	左右上下肢	右上肢 右側下半分の顔面筋 両側上半分の顔面筋	右上肢 下肢
△	顔面筋（導出されるが適切ではない）		右下肢	左上肢 顔面筋 （導出されるが適切ではない）

※C4-C3, C2-C1, C4-Cz刺激は刺激箇所・導出筋が逆

図2 Tc-MEP における刺激箇所と導出筋の一例
刺激箇所や極性の組み合わせにより，導出筋や体動の出現率が異なる．そのため，患者の病変や開頭野など症例ごとに刺激箇所と極性を検討し，適切な術中 Tc-MEP の施行を目指す．

般的である．

3. MEP の脳に対する影響と施行条件

　脳および頭皮に対する危険な刺激出力への懸念は MEP 開発当初からあった．そのため，術中 MEP の測定者は，以下に挙げる電気刺激の脳に対する影響と，安全な設定条件について理解するべきである．

　脳の電気刺激に対する反応として，① 興奮毒性，② 電気化学的傷害，③ 熱的損傷があり，これらを考慮して刺激条件を設定しなければならない[31,35]．興奮毒性による傷害はニューロンの過度の刺激によって発生し，損傷の閾値を超えると組織学的に損傷を受ける．相互の共同因子として，1 つのパルスごとの電荷 Q（μC）と電荷密度 QD（μC/cm^2）が損傷閾値を決定する．ヒトにおける損傷閾値は，DCS-MEP の研究当初より超えて刺激されているが組織学的な傷害は報告されていない[20,36]．これは，長時間の動物実験モデルよりも刺激や総刺激時間が短く，総電荷と総電荷密度が少ないためではないかと考えられている[31]．Abalkhail らは上記の刺激パラメータだけではなく，パルス幅と刺激間間隔（interstimulus interval：ISI）の最適化をすることで，DCS-MEP を安全に施行できるとし，それぞれ 0.2 ms と 4 ms を推奨し

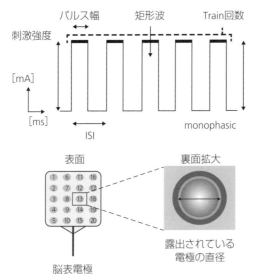

刺激波形

DCS を安全に施行できる刺激条件

刺激方法	定電流
刺激波形	矩形波
刺激強度	25 mA 程度まで
パルス幅	0.2～0.5 ms
刺激極性	monophasic
Train 回数	4～6 回
ISI	2.0～4.0 ms
直径	2.3～10 mm

図3 安全と考えられる DCS の刺激条件
より安全性を担保したいのであれば，刺激強度，パルス幅と直径から電荷と電荷密度を計算し，動物実験で安全と考えられている値まで刺激を調整する．過度に強すぎる刺激条件は避けるべきである．

ている[37]．

　電気化学的傷害は電極と皮質表面で起こるため，DCS で問題となり，1 ms を超えるパルス幅や手術による長時間の単相刺激時に発生する可能性がある[38]．そのため，DCS-MEP の train 刺激のような短時間の単相刺激は安全であるが，連続刺激には注意する必要がある．熱的損傷は 0.005～0.015 ms のパルス幅を用いた場合，MEP の閾値エネルギーが高値になり発生する．DCS の場合は皮質損傷の防止のため，パルス幅は 0.1 ms 以上が推奨される[38]．また，Tc-MEP の刺激パラメータは 50 mJ の安全限界を遵守し[39]，頭皮の熱傷を防ぐために高エネルギーかつ短時間パルス幅での施行は避けるべきである．

　以上の過去の研究結果から，DCS-MEP においては直径 2.3～10.0 mm の刺激電極のとき，刺激強度 25 mA 以下，パルス幅 0.2～0.5 ms，ISI 2.0～4.0 ms，train 数は 4～6 回の間で施行すれば，上記の傷害を起こす可能性は低く，効率よく刺激できると推測される 図3 ．また，Tc-MEP 時の刺激は頭皮と頭蓋骨により電荷が約 1/20 になるとされ[31]，実用されている装置の最大

刺激条件で行っても損傷閾値を下回る．したがって，興奮毒性を起こす可能性は極めて低いが，万全を期すために CMAP を誘発できる $12\,\mu\mathrm{C/cm^2}$以下となる刺激条件を用いるべきである[20,31]．

▶ 4. MEP の警告基準

脊椎手術で用いられている all or nothing の警告基準は頭蓋内手術では十分ではない[40]．そのため，一般的に脳神経外科領域のテント上や脳幹部位の手術に対する MEP の警告基準は振幅の変化が control の波形と比べて，50%以上の振幅低下や 10〜15%以上の潜時の延長が基準であり[30,35,40]，これは SEP においても概ね同様である[8]．しかし，振幅基準だけで術中や術後の神経症状の評価や予測を行うことは難しく，術式や病変などの要因を考慮してモニタリングを行うべきである．例えば，Krieg らは転移性脳腫瘍と中心溝周辺の病変に対する手術においては，control 波形の 50%の振幅低下よりも 80%の振幅低下が術後の運動機能をより反映していたと報告している[41]．また，術中の不可逆的な MEP 振幅の低下や消失は，術後に新規の運動障害を呈しやすい[30,43]．他に MEP の感度と特異度を高める方法として，閾値の警告基準が考えられ，閾値に対する刺激強度の 20%以上の増加（比較的短時間に）を概ね警告ラインとしている[40,44-46]．ただし，この基準が最大限の効果を発揮するのは，Tc-MEP において対側と同側の閾値を評価・比較できるときであるため，開頭野や病変部による刺激部位や電極留置の制限がある場合は不向きである[46]．一方で，DCS-MEP の場合は mapping や皮質下刺激の適切な併用により術後運動障害の可能性は大幅に軽減する[42,46,47]．

また，脳腫瘍ではなく頭蓋内動脈瘤に対する MEP においても 50%の振幅低下や閾値基準が設けられるのが一般的である[43,48,49]．上下肢刺激の短潜時 SEP も術中の脳血流評価や temporary clip 時の評価に使用されるが[9,50,51]，MacDonald らは従来の SEP 警告基準だけでは偽陰性率や偽陽性率が高くなる可能性を指摘した[9]．彼らは control 波形だけでなく，直前の波形とのベースライン，再現性や振幅変動にも注視すべきであるとし，適切な術中 SEP の必要性を訴えている．そのため，適切な SEP と MEP の併用は有用であり，マルチモダリティーの観点からも推奨される[9,33]．簡単ではあるが上記の内容，MEP と SEP の併用例を 表2 にまとめた．MEP の振幅，潜時，閾値や時間などの警告基準を疾患や手術部位ごとに検討し，周術期において信頼

表2 MEP と SEP の警告基準

診断・手術病変部位		MEP			SEP		
		刺激方法	警告基準		刺激方法，警告基準		
頭蓋内腫瘍	テント上 脳幹部	DCS and/or TES TES	振幅↓ 50%	閾値↑ DCS 20%	上肢 and/or 下肢 （DCS 時は CS の 同定を推奨）		
	中心溝近傍 転移性脳腫瘍	DCS and/or TES	50〜80%	TES 20 mA or 100 V and/or 同側の 20%	振幅↓50% or 潜時↑10%		
血管障害	脳動脈瘤 頭蓋内外 bypass	DCS and/or TES	振幅↓ 50% （+）	閾値↑ 上記と同じ*	MacDonald ら[9]による 振幅警告基準値の補正		
					再現性	波形と変動と 重ね合わせ	検出可能 振幅↓
	頸動脈血栓内 膜剥離	TES	振幅低下 時間		高	ほぼ一致＜20%	＞30%
脊髄・脊椎	髄内脊髄腫瘍 側弯症 後縦靱帯骨化 症 etc…	TES	振幅↓ 消失〜50%		中	近似 20〜30%	＞40%
					低	不明瞭 30〜50%	＞50%
					無	散開＞50%	消失

TES≒Tc-MEP，CS：中心溝
*血管障害に対する確かなエビデンスはなかったため参考程度.
（MacDonald DB, et al. Clin Neurophysiol. 2019；130：161-79）[9]

に足り得るモニタリングを心がけなければならない.

▶ 5. 麻酔薬の影響

　ほとんどの麻酔薬は I-wave を抑制し，D-wave には臨床上不利益になる影響を与えないとされるが[52]，SEP などの皮質性の誘発電位の振幅を低下させる[53]．また，脊髄の α 運動ニューロンに対しても作用し，静脈麻酔薬よりも吸入麻酔薬で抑制作用が大きいとされている[23,24,27]．初期の術中 MEP の報告において，吸入麻酔薬を用いた MEP の測定は可能であったが，用量依存的に抑制されるとした[54]．ただ，minimum alveolar concentration（MAC）が 0.5 以下であれば，大幅な振幅低下を示さずに MEP モニタリングは十分に可能である[53,54]．

　静脈麻酔薬プロポフォールは最も信頼性の高い MEP 波形を導出するとされ，オピオイド系鎮痛薬を組み合わせた total intravenous anesthesia

（TIVA）が一般的に選択される[27,28,35]．ただし，高用量のプロポフォールの投与は，吸入麻酔薬と同様に MEP の顕著な振幅低下となる可能性がある[56,57]．Walker らはプロポフォール投与の目安として 100〜150 μg/kg/min 未満に制限，または，他の静脈麻酔薬の追加で調整すべきであるとした[57]．組み合わせに使用されるオピオイドも用量依存性の振幅低下を示すが，非常に高用量でも MEP や SEP の導出は可能であり，臨床上用いる投与量では影響されにくいと考えられる[58]．デクスメデトミジンを使用する場合，低用量では MEP や SEP は導出可能であるが[59]，血漿濃度が 0.6〜0.8 ng/mL を超えると MEP の振幅は大幅に減衰する可能性がある[60]．

　バルビツール系とベンゾジアゼピン系は SEP に影響を与えにくいとされる．チオペンタールは導入直後に起こる振幅の一時的な減少と潜時の延長[61]，ミダゾラムは 0.2 mg/kg 程度の用量で皮質に対し最小限の影響に抑えるため[62]，SEP モニタリングに使用できる．MEP に対して，チオペンタールは敏感かつ長時間作用するとされるため一般的には使用されない[63]．ミダゾラムは，単回使用または麻酔導入から 30 分程度はプロポフォールと同程度あるいは軽度の抑制と考えられているが[56]，長時間の使用は顕著な抑制を引き起こす可能性があるため，低用量であっても注意すべきである[53]．また，実臨床での使用は少ないが，ケタミンは他の麻酔薬とは異なり，SEP や MEP に最小限の影響あるいは振幅の増強を示し[64]，術前に神経障害のある患者に対しては有益である可能性がある[65]．ただし，頭蓋内圧の上昇，幻覚や脳波の解離性を伴うため，頭蓋内病変のような特定の患者に対しての使用は制限すべきである．SEP と MEP に対する麻酔薬の影響を 表3 にまとめた．

　また MEP は神経筋遮断薬（neuromuscular blockade：NMB）の影響を大いに受け，その効果が十分な場合には MEP や筋電図のモニタリングは不可能である[66]．そのため，外科医・麻酔科医およびモニタリングスタッフ間で，症例や施設ごとに薬剤投与や術中モニタリング計画について情報共有すべきである．少なくとも手術開始直前の control 波形の取得や術中の critical な操作時は，MEP の定量評価のために使用を避けることが望ましい．ただし，MEP は末梢神経刺激からの CMAP（T1 とする）よりも NMB による振幅低下の影響を受けづらく[56]，導入前の T1 ベースラインに対して振幅が 10〜25％であった場合でも，MEP の振幅は control 波形の 40〜65％に相当

表3 SEP と MEP の振幅に対する麻酔薬の影響

麻酔薬	振幅		
	MEP	SEP（N20）	
イソフルラン	↓↓	↓↓	MEP<0.5 MAC
セボフルラン	↓↓	↓↓	SEP<1.0 MAC
デスフルラン	↓↓	↓↓	記録可能である
N₂O	↓↓	↓↓	記載のハロゲン化剤と併用で相乗効果あり
プロポフォール	↓	↓	開始直後に MEP 振幅↓
バルビツレイト系	↓	↓	高用量で波形消失
ベンゾジアゼピン系	↓（低用量で最小限 高用量で長期の↓）	↓（低用量で最小限）	
ケタミン	↓（最小，低用量で↑）	↓（最小, 低用量で↑）	振幅増加を期待する使用法も可能
オピオイド系	↓（最小限）	↓（最小限）	高用量でも影響が少ない
デクスメデトミジン	↓（最小だが高用量で↓）	↓（最小限）	

※一般的に潜時の延長は振幅低下するにつれて発生するため省略した．また，麻酔薬の薬理効果は小児（未成熟な経路）や神経機能障害のある患者で増大するため注意する．

するとされている[66] 図4 ．また，動物実験では，末梢神経刺激-筋肉導出を利用した筋弛緩モニタである train of four（TOF）比が 0.3〜1.0 の場合でも MEP の振幅の減少はあったが，0.2 に達するまで統計学的な有意差はなかった[67]．これらの結果と共に，Sloan らは MEP の振幅が 150 μV 以上で，T1のベースラインに対し 10〜20%，または，TOF の刺激により 2 つの CMAP が得られる程度の部分的な NMB の使用およびモニタリングは可能であるとした[66]．つまり，一定の条件下であれば，持続的に筋弛緩モニタリングを行いながら，NMB の使用も許容されると考える．

JCOPY 498-05548

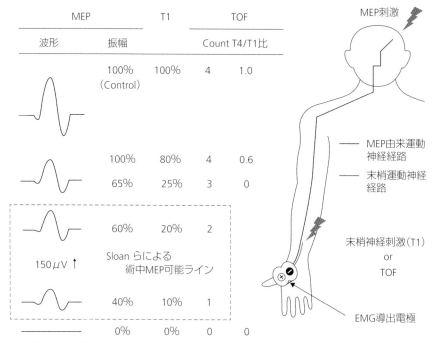

図4 NMB 作用に対する MEP と筋弛緩モニタ（T1 と TOF）の関係

MEP の振幅が 150 μV 以上かつ T1 がベースラインの 10～20％または TOF の count が 2 回あれば部分的な NMB を使用した術中 MEP モニタリングは可能である．
（文献 66，67 より）

■文献

1) Langeron O, Vivien B, Paqueron X, et al. Effects of propofol, propofol-nitrous oxide and midazolam on cortical somatosensory evoked potentials during sufentanil anaesthesia for major spinal surgery. Br J Aneasth. 1999 ; 82 : 340-5.

2) Chen Z. The effects of isoflurane and propofol on intraoperative neurophysiological monitoring during spinal surgery. J Clin Monit Comput. 2004 ; 18 : 303-8.

3) Lopéz JR, Chang SD, Steinberg GK. The use of electrophysiological monitoring in the intraoperative management of intracranial aneurysms. J Neurol Neurosurg Psychiatry. 1999 ; 66 : 189-96.

4) Kodama K, Javadi M, Seifert V, et al. Conjunct SEP and MEP monitoring in resection of infratentorial lesions : lessons learned in a cohort of 210 patients. J Neurosurg. 2014 ; 121 : 1453-61.

5) Holdefer RN, MacDonald DB, Skinner SA. Somatosensory and motor evoked potentials as biomarkers for post-operative neurological status. Clin Neurophysiol. 2015 ; 126 : 857-65.

6) Wood CC, Spencer DD, Allison T, et al. Localization of human sensorimotor cortex during surgery by cortical surface recording of somatosensory evoked potentials. J

Neurosurg. 1988 ; 68 : 99-111.

7) Romstöcketal J, Fahlbusch R, Ganslandt O, et al. Localisation of the sensorimotor cortex during surgery for brain tumors : feasibility and waveform patterns of somatosensory evoked potentials. J Neurol Neurosurg Psychiatry. 2002 ; 72 : 221-9.

8) Victor M, Ropper AH. Adams & Victor's principles of neurology 7th ed. New York : McGraw-Hill ; 2000. p.68-87.

9) MacDonald DB, Dong C, Quatrale R, et al. Recommendations of the international society of intraoperative neurophysiology for intraoperative somatosensory evoked potentials. Clin Neurophysiol. 2019 ; 130 : 161-79.

10) Nuwer MR, Packwood JW. Somatosensory evoked potential monitoring with scalp and cervical recording. In : Nuwer MR. Editors. Intraoperative monitoring of neural function. Handbook of clinical neurophysiology Vol. 8. Amsterdam : Elsevier ; 2008. p.180-9.

11) Nuwer MR, Dawson EC. Intraoperative evoked potential monitoring of the spinal cord. A restricted filter scalp method during Harrington instrumentation for scoliosis. Clin Orthop Relat Res. 1984 ; 183 : 42-50.

12) Mochizuki A, Sonoo M, Shimizu T, et al. P9 in median nerve SEPs is a junctional potential generated by the change of the volume conductor size between trunk and neck. Electroencephalogr Clin Neurophysiol. 1998 ; 108 : 584-7.

13) Desmedt JE, Cheron G. Prevertebral (Oesophageal) recording of subcortical somatosensory evoked potentials in man : The spinal P13 component and the dual nature of the spinal generators. Electroencephalogr Clin Neurophysiol. 1981 ; 52 : 257-75.

14) Mauguière F, Courjon J. The origins of short-latency somatosensory evoked potentials in humans. Ann Neurol. 1981 ; 9 : 607-11.

15) Desmedt JE, Cheron G. Central somatosensory conduction in man : neural generators and interpeak latencies of the far-field components recorded from neck and right or left scalp and earlobes. Electroencephalogr Clin Neurophysiol. 1980 ; 50 : 382-403.

16) Tomberg C, Desmedt JE, Ozaki I, et al. Nasopharyngeal recordings of somatosensory evoked potentials document the medullary origin of the N18 far-field. Electroencephalogr Clin Neurophysiol. 1991 ; 80 : 496-503.

17) Allison T, Hume AL. A comparative analysis of short-latency somatosensory evoked potentials in man, monkey, cat and rat. Exp Neurol. 1981 ; 72 : 592-611.

18) Çakmur R, Towle VL, Mullan JF, et al. Intra-operative localization of sensorimotor cortex by cortical somatosensory evoked potentials : From analysis of waveforms to dipole source modeling. Acta Neurochir. 1997 ; 139 : 1117-25.

19) Allison T, McCarthy G, Luby M, et al. Localization of functional regions of human mesial cortex by somatosensory evoked potential recording and by cortical stimulation. Electroencephalogr Clin Neurophysiol. 1996 ; 100 : 126-40.

20) Taniguchi M, Cedzich C, Schramm J. Modification of cortical stimulation for motor evoked potentials under general anesthesia : technical description. Neurosurgery. 1993 ; 32 : 219-26.

21) Kombos T, Suess O, Ciklatekerlio Ö, et al. Monitoring of intraoperative motor evoked potentials to increase the safety of surgery in and around the motor cortex. J Neurosurg. 2001 ; 95 : 608-14.

22) Talacchi A, Turazzi S, Locatelli F, et al. Surgical treatment of high-grade gliomas in

motor areas. The impact of different supportive technologies : a 171-patient series. J Neurooncol. 2010 ; 100 : 417-26.

23) Rampil IJ, King BS. Volatile anesthetics depress spinal motor neurons. Anesthesiology. 1996 ; 85 : 129-34.

24) Zhou HH, Mehta M, Leis AA. Spinal cord motoneuron excitability during isoflurane and nitrous oxide anesthesia. Anesthesiology. 1997 ; 85 : 302-7.

25) Pechstein U, Cedzich C, Nadstawek J, et al. Transcranial high-frequency repetitive electrical stimulation for recording myogenic motor evoked potentials with the patient under general anesthesia. Neurosurgery. 1996 ; 39 : 335-44.

26) Rodi Z, Deletis V, Morota N, et al. Motor evoked potentials during brain surgery. Eur J Physiol. 1996 ; 431 : 291-2.

27) Kerz T, Hennes HJ, Fève A, et al. Effects of propofol on H-reflex in humans. Anesthesiology. 2001 ; 94 : 32-7.

28) Pelosi L, Stevenson M, Hobbs GJ, et al. Intraoperative motor evoked potentials to transcranial electrical stimulation during two anaesthetic regimens. Clin Neurophysiol. 2001 ; 112 : 1076-87.

29) Gorman AL. Differential patterns of activation of the pyramidal system elicited by surface anodal and cathodal cortical stimulation. Physiology. 1965 ; 29 : 547-64.

30) Neuloh G, Pechestein U, Cedzich C, et al. Motor evoked potential monitoring with supratentorial surgery. Neurosurgery. 2004 ; 54 : 1061-72.

31) MacDonald DB. Safety of intraoperative transcranial electrical stimulation motor evoked potential monitoring. J Clin Neurophysiol. 2002 ; 19 : 416-29.

32) Rothwell J, Burke D, Hicks R, et al. Transcranial electrical stimulation of the motor cortex in man : further evidence for the site of activation. Physiology. 1994 ; 480 : 243-50.

33) Szelényi A, Kothbauer KF, Deletis V. Transcranial electric stimulation for intraoperative motor evoked potential monitoring : Stimulation parameters and electrode montages. Clin Neurophysiol. 2007 ; 118 : 1586-95.

34) MacDonald DB, Zayed Z, Saddigi A. Four-limb muscle motor evoked potential and optimized somatosensory evoked potential monitoring with decussation assessment : results in 206 thoracolumbar spine surgeries. Eur Spine. 2007 ; 16 : 171-87.

35) MacDonald DB, Skinner S, Shils J, et al. Intraoperative motor evoked potential monitoring-a position statement by the American Society of Neurophysiological Monitoring. Clin Neurophysiol. 2013 ; 124 : 2291-316.

36) Yamamoto T, Katayama Y, Nagaoka T, et al. Intraoperative monitoring of the corticospinal motor evoked potential (D-wave) : clinical index for postoperative motor function and functional recovery. Neurol Med Chir (Tokyo). 2004 ; 44 : 170-82.

37) Abalkhail TM, MacDonald DB, AlThubaiti I, et al. Intraoperative direct cortical stimulation motor evoked potentials : stimulus parameter recommendations based on rheobase and chronaxie. Clin Neurophysiol. 2017 ; 128 : 2300-8.

38) MacDonald DB, Dèletis V. Safety issues during surgical monitoring. In : Nuwer MR. Editors. intraoperative monitoring of neural function. Handbook of clinical neurophysiology Vol. 8. Amsterdam : Elsevier ; 2008. p.882-98.

39) International Electrotechnical Commission. Medical electrical equipment-Part 2-40 : Particular requirements for the safety of electromyographs and evoked response equipment. 2nd ed. Geneva : IEC ; 2016. International standard IEC 60601-2-40.

40） Szelényi A, Hattingen E, Weidauer S, et al. Intraoperative motor evoked potential alteration in intracranial tumor surgery and its relation to signal alteration in post-operative magnetic resonance imaging. Neurosurgery. 2010；67：302-13.

41） Krieg SM, Schäffner M, Shiban E, et al. Reliability of intraoperative neurophysiologi-cal monitoring using motor evoked potentials during resection of metastases in motor-eloquent brain regions. J Neurosurg. 2013；118：1269-78.

42） Suess O, Suess S, Brock M, et al. Intraoperative electrocortical stimulation of Brod-man area 4：a 10-year analysis of 255 cases. Head Face Med. 2006；2：20.

43） Li Z, Fan X, Wang M, et al. Prediction of postoperative motor deficits using motor evoked potential deterioration duration in intracranial aneurysm surgery. Clin Neurophysiol. 2019；130：707-13.

44） Krammer MJ, Wolf S, Schul DB, et al. Significance of intraoperative motor function monitoring using transcranial electrical motor evoked potentials (MEP) in patients with spinal and cranial lesions near the motor pathways. Br J Neurosurg. 2009；23：48-55.

45） Seidel K, Beck J, Stieglitz L, et al. The warning-sign hierarchy between quantitative subcortical motor mapping and continuous motor evoked potential monitoring during resection of supratentorial brain tumors. J Neurosurg. 2013；118：287-96.

46） Abboud T, Schaper M, Dührsen L, et al. A novel threshold criterion in transcranial motor evoked potentials during surgery for gliomas close to the motor pathway. J Neurosurg. 2016；125：795-802.

47） Keles GE, Lundin DA, Lamborn KR, et al. Intraoperative subcortical stimulation mapping for hemispheric perirolandic gliomas located within or adjacent to the descending motor pathways：evaluation of morbidity and assessment of func-tional outcome in 294 patients. J Neurosurg. 2004；100：369-75.

48） Szelényi A, Langer D, Kothbauer K, et al. Monitoring of muscle motor evoked poten-tials during cerebral aneurysm surgery：intraoperative changes and postoperative outcome. J Neurosurg. 2006；105：675-81.

49） Yue Q, Zhu W, Gu Y, et al. Motor evoked potential monitoring during surgery of mid-dle cerebral artery aneurysms：a cohort study. World Neurosurg. 2014；82：1091-9.

50） Wicks RT, Pradilla G, Raza SM, et al. Impact of changes in intraoperative somatosen-sory evoked potentials on stroke rates after clipping od intracranial aneurysms. Neurosurgery. 2012；70：1114-24.

51） Kashkoush A, Nguyen C, Balzer J, et al. Diagnostic accuracy of somatosensory evoked potentials during intracranial aneurysm clipping for perioperative stroke. J Clin Monit Comput. 2020；34：811-19.

52） Burke D, Hicks R, Stephen J, et al. Assessment of corticospinal and somatosensory conduction simultaneously during scoliosis surgery. Electroencephalogr Clin Neu-rophysiol. 1992；85：388-96.

53） Sloan TB, Heyer EJ. Anesthesia for intraoperative neurophysiologic monitoring of the spinal cord. J Clin Neurophysiol. 2002；19：430-43.

54） Ubags LH, Kalkman CJ, Been HD. Influence of isoflurane on myogenic motor evoked potentials to single and multiple transcranial stimuli during nitrous oxide/opioid anesthesia. Neurosurgery. 1998；43：90-5.

55） Pechstein U, Nadstawek J, Zentner J, et al. Isoflurane plus nitrous versus propofol for recording of motor evoked potentials after high frequency repetitive electrical stimulation. Electroencephalogr Clin Neurophysiol. 1998；108：175-81.

56) Kalkman CJ, Drummond JC, Ribberink AA, et al. Effects of propofol, etomidate, midazolam, and fentanyl on motor evoked responses to transcranial electrical or magnetic stimulation in humans. Anesthesiology. 1992 ; 76 : 502-9.

57) Walker CT, Kim HJ, Park P, et al. Neuroanesthesia guidelines for optimizing transcranial motor evoked potential neuromonitoring during deformity and complex spinal surgery. Spine. 2020 ; 45 : 911-20.

58) MacDonald DB, Janusz M. An approach to intraoperative neurophysiologic monitoring of thoracoabdominal aneurysm surgery. J Clin Neurophysiol. 2002 ; 19 : 43-54.

59) Rozet I, Metzner J, Brown M, et al. Dexmedetomidine does not affect evoked potentials during spine surgery. Anesth Analg. 2015 ; 121 : 492-501.

60) Mahmoud M, Sadhasivam S, Salisbury S, et al. Susceptibility of transcranial electric motor-evoked potentials to varying targeted blood levels of dexmedetomidine during spine surgery. Anesthesiology. 2010 ; 112 : 1364-73.

61) Drummond JC, Todd MM, Sang H. The effect of high dose sodium thiopental on brain stem auditory and median nerve somatosensory evoked responses in humans. Anesthesiology. 1985 ; 63 : 249-54.

62) Sloan TB, Fungina ML, Toleikis JR. Effects of midazolam on median nerve somatosensory evoked potentials. Br J Anesth. 1990 ; 64 : 590-3.

63) Sloan T, Jäntti V. Anesthetic effects on evoked potentials. In : Nuwer MR. Editors. Intraoperative monitoring of neural function Handbook of clinical neurophysiology Vol. 8. Amsterdam : Elsevier ; 2008. p.94-126.

64) Schubert A, Licina MG, Lineberry PJ. The effect of ketamine on human somatosensory evoked potentials and its modification by nitrous oxide. Anesthesiology. 1990 ; 72 : 33-9.

65) Stoicea N, Versteeg G, Florescu D, et al. Ketamine-based anesthetic protocols and evoked potential monitoring : a risk/benefit overview. Front Neurosc. 2016 ; 10 : 37.

66) Sloan T. Muscle relaxant use during intraoperative neurophysiologic monitoring. J Clin Monit Comput. 2013 ; 27 : 35-46.

67) Sloan B, Erian R. Effect of vecuronium-induced neuromuscular blockade on cortical motor evoked potentials. Anesthesiology. 1993 ; 78 : 966-73.

〈山田奨人　室橋高男　橋本修一〉

2 脳機能マッピングと
モニタリング

SUMMARY

1 脳機能マッピング・モニタリングは脳神経外科手術に必要である.
2 脳機能マッピングには脳電気刺激が最も信頼できる検査方法である.
3 脳機能維持のためには局在からネットワーク診断が必要となる.

▶ 1. 脳機能マッピング・モニタリングは脳神経外科手術に必要である

てんかん患者に対する覚醒下手術中に, 電気刺激による脳皮質機能局在をPenfieldとJasperが詳細に報告したことによって, 近代の術中脳機能マッピング・モニタリングは始まった[1]. その本の中で, てんかん外科での術中検査として行われた多くの症例について述べられているが, 鎮静剤と鎮痛剤を使用した当時の覚醒下手術は以下の文章からも決して平穏な手術ではなかったと推察される. 明らかにした脳機能マッピングの結果は脳神経外科手術向上に多大な貢献をした.

・Local anesthesia: blind nasal intubation with codeine and pentothal.
・General anesthesia at the first stage: children under 10 and unco-operative adults.
・It is essential that there should be a friendly relationship between operator and patient.

1980年頃より多チャンネル脳波計・解析技術が発展し, てんかん患者における硬膜下電極留置中, 電気生理学的脳機能診断の方法論が発展した. 術前

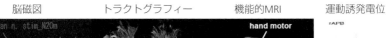

脳磁図	トラクトグラフィー	機能的MRI	運動誘発電位

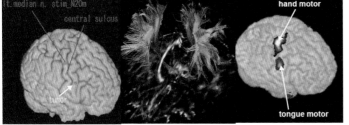
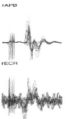

機能的ニューロナビゲーション

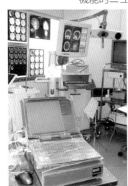
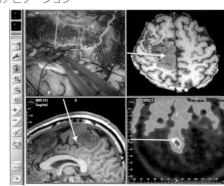

図1 覚醒下手術での神経膠腫摘出における脳機能局在マッピング・モニタリング
術前 MRI の解剖情報，脳磁図(magnetoencephalogram：MEG)，高磁場 MRI による機能的 MRI(functional MRI：fMRI)，さらに DTI tractography による神経線維走行の解剖情報を評価し，それらをニューロナビゲーションに取り込む (functional neuronavigation)．術中には手術操作部位をニューロナビゲーションによって脳機能位置情報を確認しながら脳電気刺激や脳電位測定を行い，かつ神経症状を診察しながら病変摘出を行う[2]．

検査であるコンピュータ断層撮影（computed tomography：CT），ポジトロン断層法（positron emission tomography：PET）・単一光子放射型コンピュータ断層撮影法（single photon emission computed tomography：SPECT），磁気共鳴画像法（magnetic resonance imaging：MRI）や脳磁図の結果や術後神経症状との術中脳機能評価結果の比較検証が進んだ．1990年代にはプロポフォールによる静脈麻酔下での覚醒下開頭手術が可能となり，さらに脳機能イメージングやニューロナビゲーションをはじめとした手術支援機器が導入されたことにより，術中脳機能マッピング・モニタリングはてんかんだけではなく脳動脈瘤をはじめとした脳血管障害，脳腫瘍など多くの脳神経外科手術に応用されるようになった．現在は，てんかんでは1～2週間

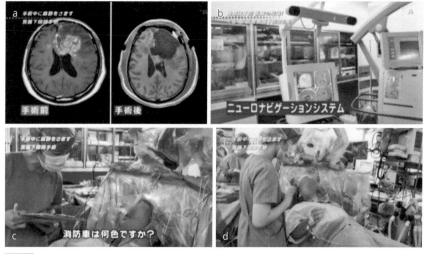

図2 覚醒下手術中の写真
a: 左前頭葉の悪性腫瘍に対する覚醒下摘出前と後.
b: ニューロナビゲーションシステム（利用方法は図1解説を参照）.
c: リハビリテーション担当による覚醒下手術中言語検査.
d: 同運動検査.

の硬膜下電極留置の期間に焦点同定と共に脳機能マッピングを行い，脳腫瘍や血管障害では手術中にマッピングを行うことが一般的である．**図1**
図2 に覚醒下手術での神経膠腫摘出における脳機能局在マッピング・モニタリングを示す．1990〜2010年までに発表された90論文，8,091症例のgradeⅡ〜Ⅳの神経膠腫を対象としたメタアナリシスの結果では，術中脳機能マッピングは安全かつ効果的に摘出を行えることを報告している[3]．

▶ 2. 脳機能マッピングには脳電気刺激が最も信頼できる検査方法である

脳機能マッピングとしては術前の機能的 MRI, DTI tractography, PET, 脳磁図などがあるが，脳皮質白質の電気刺激による評価が現在最も信頼できる．脳電気刺激では運動・体性感覚・視覚・言語・頭頂葉機能を検査対象脳機能とするのが一般的で，一般的な注意事項としては，1) けいれん発作誘発の危険性から十分に刺激強度を上げられない偽陰性がある，2) 皮質興奮性に個体差があり，また小児では15 mA の刺激でも十分な陽性反応が得られない偽陰性がある，3) 条件の設定（頻度，強さ，時間）によって刺激が及ぶ範囲

や促通効果が異なる，4）脳表刺激効果は電極に直接接した皮質（脳冠）のみにしか及ばず，脳溝内の皮質の刺激によるマッピングは困難，といったことが挙げられる．基本的ではあるが重要なことは，電気刺激による陽性（運動が生じるなど）反応や陰性（言葉が話せなくなる）反応という症状は非生理的電気刺激がもたらす症状であり，脳の随意的な活動を反映しているのではない．摘出により電気刺激による症状と同じ症状が失われる，あるいは出現するわけではない．例えば電気刺激により指巧緻運動を生じることは困難である．随意運動を生じる脳活動電位，と脳電気刺激により生じる誘発電位（motor evoked potential：MEP）は，その関係する脳細胞起源が同一ではない．起源が異なれば虚血による耐性や電位異常にも差が生じる．つまり，誘発電位は非生理的な活動であるために，随意運動とは運動の種類や時間に違いがある可能性を考えておくことが必要である．例えば一時血流遮断時に生じる脳虚血により，MEP 変化と随意運動機能の変化には乖離が生じる[4]．

　非生理的な脳電気刺激を用いず，加算平均法を用いた誘発電位・事象関連電位や周波数解析法は，随意的な脳電気活動を生じる部位診断として脳電気刺激法と相補的に用いられる．運動時の脳電位活動の1つである運動準備電位記録は随意運動開始1〜2秒前から運動皮質の錐体細胞で発生する陰性の自発脳波を加算平均することにより得られ，両側の運動野，補足運動野での活動を経時的に反映している[5,6]．我々は慢性硬膜下電極留置を行い，手の運動前に生じる脳活動局在の変化を経時的に示した．

3. 脳機能維持のためには局在からネットワーク診断が必要となる

　脳梗塞後に生じた運動麻痺が経時的に回復していくことはよく知られている．虚血のために機能を失った局所と連絡を持つ異なる部位が運動を補助しているのである．この仕組みは個体差があり，経時的な差異も大きい．このネットワークを解明することは脳神経外科手術向上のためにも，ニューロサイエンスにとっても重要な課題である．私たちは MRI DTI tractography を解剖学的連結，皮質-皮質間誘発電位（cortico-cortical evoked potential：CCEP）を機能的連結と定義して研究を進めている[7]．皮質表面の硬膜下電極に単発電気刺激を与えて，短潜時の CCEP を隣接・遠隔皮質から記録することにより，皮質間の機能的な結合を調べることができる．覚醒下手術を試み

ても覚醒不良状態や高次脳機能のネットワークを調べる際に役立つ可能性が
あり，電極さえ置くことができれば脳内の全てのネットワークを調べること
が可能である．

■文献

1) Penfield W, Jasper H. Epilepsy and the functional anatomy of the human brain. Boston : Little Brown ; 1954.

2) Mikuni N, Okada T, Enatsu R, et al. Clinical impact of integrated functional neuro-navigation and subcortical electrical stimulation to preserve motor function during the resection of brain tumors. J Neurosurg. 2007 ; 106 : 593-8.

3) De Witt Hamer PC, Robles SG, Zwinderman AH, et al. Impact of intraoperative stimulation brain mapping on glioma surgery outcome : a meta-analysis. J Clin Oncol. 2012 ; 30 : 2559-65.

4) Suzuki K, Mikami T, Sugino T, et al. Discrepancy between voluntary movement and motor-evoked potentials in evaluation of motor function during clipping of anterior circulation aneurysms. World Neurosurg. 2014 ; 82 : e739-45.

5) Ikeda A, Yazawa S, Kunieda T, et al. Cognitive motor control in human presupplementary motor area studied by subdural recording of discrimination/selection-related potentials. Brain. 1999 ; 122 : 915-31.

6) Ohara S, Ikeda A, Matsuhashi M, et al. Bereitschaftspotentials recorded from the lateral part of the superior frontal gyrus in humans. Neurosci Lett. 2006 ; 399 : 1-5.

7) Kanno A, Mikuni N. Evaluation of language function under awake craniotomy. Neurol Med Chir（Tokyo）. 2015 ; 55 : 367-73.

〈三國信啓〉

1 覚醒下手術

SUMMARY

1　覚醒下開頭手術は，言語機能の温存を可能とする唯一の術式である．
2　覚醒下開頭手術における麻酔管理上の要点は，明瞭な意識状態と安定した呼吸状態の維持である．
3　術中有害事象として，けいれん発作，気道トラブル，悪心・嘔吐，疼痛および局所麻酔薬中毒が起こりうる．
4　覚醒下開頭手術の成功には，十分な術前準備や周術期チーム医療の達成が求められる．

▶ 1. 覚醒下開頭手術は，言語機能の温存を可能とする唯一の術式である

A. 覚醒下開頭手術の意義

　　開頭手術の歴史は古く，本格的な開頭手術は麻酔や消毒などの技術が発達した 19 世紀末頃からおこなわれてきた．てんかん外科領域では，局所麻酔下での焦点切除術が1800 年代からおこなわれており，これが現在の覚醒下開頭手術の原型とされている[1]．一方グリオーマをはじめとする髄内病変は，病理学的悪性度のみならず腫瘍摘出率が生存期間に大きく影響するものの[2]，脳回には個体差があり，かつ病変によって偏位するため，形態学のみで脳の機能局在を同定することには限界があった．とくに運動野，感覚野，言語野といったいわゆるeloquent領域の近くに位置する腫瘍に対しては，正常脳機能への最小限のダメージと，最大限の腫瘍摘出の両立が困難とされてきた．

その後，術前画像診断や術中神経生理学的モニタリングの進歩に伴って，運動野，知覚野，視覚野近傍の腫瘍に関しては，eloquent 領域を同定しつつ全身麻酔下に腫瘍摘出術をおこなうことができるようになった[3]．けれども高次脳機能である言語機能だけは，全身麻酔下でモニタリングすることはできない．そこでてんかん外科手術を応用し，硬膜下電極による言語機能マッピングを経てからの2期的手術がおこなわれたこともあったが，脳浮腫を伴う悪性脳腫瘍患者には手技上の危険性や治療期間の延長といった問題もあり，広く普及することはなかった[4]．ここで eloquent 領域，とくに言語野に腫瘍が隣接する症例に対して，言語機能が保たれていることを確認しつつ積極的に腫瘍を摘出できる唯一の方法として確立されたのが覚醒下開頭手術である[5]．

B. 覚醒下開頭手術における麻酔科学分野の貢献

覚醒下開頭手術における麻酔科学分野の貢献は非常に大きい．薬剤と気道管理デバイスの進歩が，覚醒下開頭手術の安全性と安定性の向上に寄与したことは明らかである．まず長時間作用型局所麻酔薬（ロピバカイン，レボブピバカイン）や短時間作用型麻薬性鎮痛薬（レミフェンタニル）によって，安定した疼痛管理ができるようになった．特筆すべきはプロポフォールである．抗けいれん作用や制吐作用を有するこの短時間作用型静脈麻酔薬は，世界的にみても覚醒下開頭手術における麻酔薬の main stream となった[6]．そして声門上器具の使用は，気管挿管にともなう声帯へのダメージの回避と，正確な言語機能評価を可能とした．とくに胃管孔を備え，換気・喉頭の密閉・胃内容物の吸引機能を有する第2世代の声門上器具は，胃内減圧による誤嚥の予防が可能なため[7]，覚醒下開頭手術においても有用である 図1 ．

本邦では2003年に Awake surgery 研究会（現 Awake surgery 学会）が発足した．2012年には，日本脳神経外科学会・日本麻酔科学会・日本神経心理学会からの承認のもと，覚醒下手術に関する世界で初めてのガイドラインが，日本の現状に則した形で策定された[8]．その後も施設認定制度（2014年）や保険収載（2015年，頭蓋内腫瘍摘出術［脳腫瘍覚醒下マッピング加算］）の流れに伴い，覚醒下開頭手術は脳神経外科領域における標準術式となった．

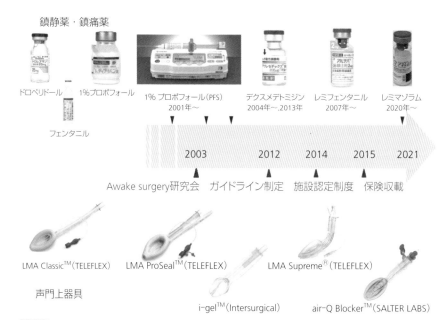

鎮静薬・鎮痛薬

ドロペリドール　1%プロポフォール

フェンタニル

1% プロポフォール(PFS)
2001年～

デクスメデトミジン
2004年～,2013年

レミフェンタニル
2007年～

レミマゾラム
2020年～

2003　　　2012　　2014　　2015　　　2021

Awake surgery研究会　ガイドライン制定　施設認定制度　保険収載

LMA Classic™(TELEFLEX)　LMA ProSeal™(TELEFLEX)　　LMA Supreme®(TELEFLEX)

声門上器具

i-gel™(Intersurgical)　　air-Q Blocker™(SALTER LABS)

図1 本邦における覚醒下開頭手術の歴史における麻酔科学の役割
本邦の覚醒下開頭手術は，短時間作用性鎮静薬・鎮痛薬の開発と声門上器具の進歩に大きく支えられてきたと考えられる．

2. 覚醒下開頭手術における麻酔管理上の要点は，明瞭な意識状態と安定した呼吸状態の維持である

A. 麻酔方法の選択

　　覚醒下開頭手術とは，脳機能マッピングや病変切除を目的として，開頭中の患者を一時的に覚醒させる術式である[9]．手術全体を① 開頭，② 覚醒下手術，③ 閉頭の3つのパートに分け，それぞれのパートに適した鎮静方法（asleep-awake-asleep法，asleep-awake-awake法，awake-awake-awake法）や気道確保デバイスの選択（声門上器具とするか，気管挿管とするか，そもそも自然気道を維持するのか），呼吸管理法（自発呼吸を維持するか，調節呼吸とするか）を組み合わせて管理する．患者のストレスを軽減させるため，本邦では開閉頭時を全身麻酔とする asleep-awake-asleep 法が用いられることが多い[10]．けれども全ての症例に万能な方法などなく **図2** [11]，医療チームの習熟度や外科的達成目標，患者因子などを考慮して無理のない範囲で麻酔方法を決定する[12]．

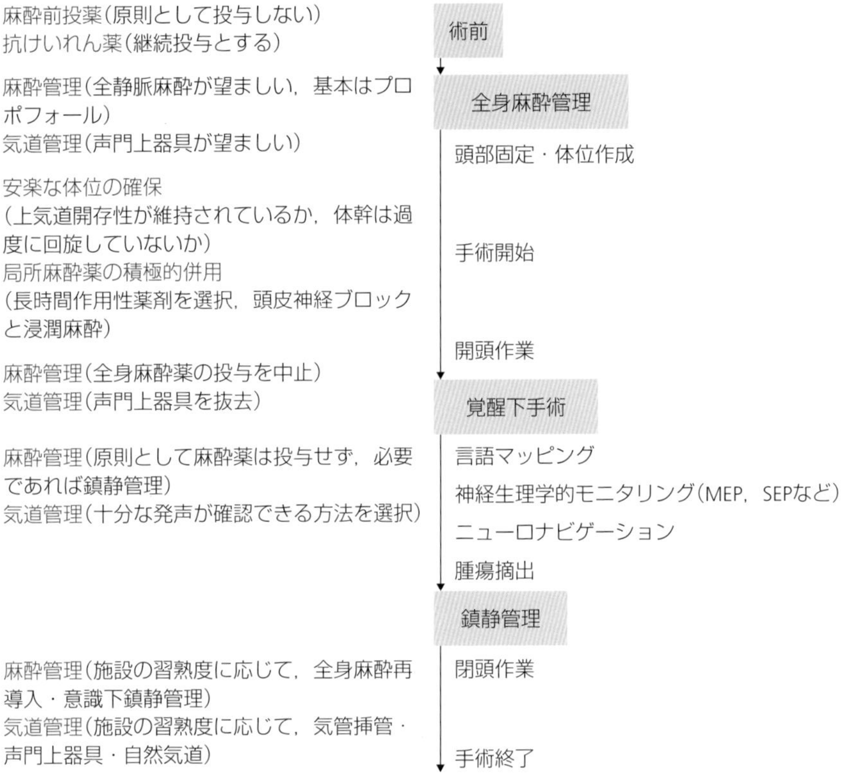

麻酔前投薬（原則として投与しない）
抗けいれん薬（継続投与とする）　　　　　　　　術前

麻酔管理（全静脈麻酔が望ましい，基本はプロ　　全身麻酔管理
ポフォール）
気道管理（声門上器具が望ましい）　　　　　　　頭部固定・体位作成

安楽な体位の確保
（上気道開存性が維持されているか，体幹は過
度に回旋していないか）　　　　　　　　　　　　手術開始
局所麻酔薬の積極的併用
（長時間作用性薬剤を選択，頭皮神経ブロック
と浸潤麻酔）　　　　　　　　　　　　　　　　　開頭作業

麻酔管理（全身麻酔薬の投与を中止）　　　　　　覚醒下手術
気道管理（声門上器具を抜去）

麻酔管理（原則として麻酔薬は投与せず，必要　　言語マッピング
であれば鎮静管理）　　　　　　　　神経生理学的モニタリング（MEP，SEPなど）
気道管理（十分な発声が確認できる方法を選択）　ニューロナビゲーション
　　　　　　　　　　　　　　　　　　　　　　　腫瘍摘出

　　　　　　　　　　　　　　　　　　　　　　　鎮静管理

麻酔管理（施設の習熟度に応じて，全身麻酔再　　閉頭作業
導入・意識下鎮静管理）
気道管理（施設の習熟度に応じて，気管挿管・
声門上器具・自然気道）　　　　　　　　　　　　手術終了

図2　覚醒下開頭手術のながれ
いわゆる asleep-awake-asleep 法を例としてしめす.

B．"明瞭な意識状態"を維持するために

　覚醒下開頭手術の麻酔の目標は"意識レベルへの影響を最小限とすること"である．薬物効果を残さない，すみやかな覚醒をめざすため，開閉頭時にはプロポフォールを主体とした全身麻酔か，デクスメデトミジンによる monitored-anesthesia care が広く用いられている[13]．プロポフォールには制吐作用や抗けいれん作用だけではなく標的濃度調節持続静注（target-controlled infusion：TCI）が可能であるという利点があるため，現在のところ覚醒下手術に最も適した麻酔薬である．一方，脳血流量を増加させ，覚醒時興奮を起こしやすい吸入麻酔薬の使用は限られた症例にとどまる[14]．近年発売された超短時間作用型ベンゾジアゼピン系静脈麻酔薬レミマゾラムは，フルマゼ

ニルによる拮抗が可能であり神経生理学的モニタリングへの影響が少ないことから，この分野での応用が期待される[15-17]．

　開閉頭時の鎮痛も，鎮静と同様に考えるとよい．フェンタニルの少量分割投与は，覚醒後の意識状態に影響し催吐作用もある．ゆえに鎮痛の基本は，局所麻酔薬による浸潤麻酔と頭皮神経ブロックとなる[18,19]．手術時間の延長にそなえ，作用時間の長いロピバカインやレボブピバカインの使用が推奨される[20,21]．ただし覚醒下開頭手術に求められるブロック範囲は広く[21,22]，また頭皮の血流は豊富である．短時間作用型局所麻酔薬との混合液を併用するなどして[23]，過量投与や血管内誤投与による局所麻酔薬中毒には注意する．

　開頭して患者を覚醒させる段階となったら，麻酔薬・鎮静薬の投与を中止する．意識レベルの回復を静かに待つのは全身麻酔時と同様だが，患者はヘッドピンで固定されている．覚醒時興奮などによる体動は頸椎損傷などの思わぬ事故につながることもあり，避けなければならない．覚醒下手術への移行後は，脳機能マッピングやてんかん焦点の同定をより正確におこなうため，原則として鎮静薬や鎮痛薬を投与しない．覚醒下手術中の精神状態を安定させるために低用量プロポフォールやデクスメデトミジン[13]，レミフェンタニルを投与する症例もあるが[24]，期待される効果が得られないこともある．また，覚醒下手術時間が長くなるにつれて精神的に疲弊し，傾眠傾向となる患者も多いので注意したい．

C. “安定した呼吸状態”を維持するために

　ヘッドピンで頭部を固定された患者が意識下に開頭手術をうけること，それにもかかわらず麻酔科医が患者頭側に位置できないことが，麻酔科医にとって最も不利な点である．十分な準備とモニタリングがカギとなる．また不測の事態にそなえ，いわゆる plan B までの気道確保法を想定しておくとよい．

　術前診察では，『日本麻酔科学会気道管理ガイドライン 2014』を参考とした気道評価が欠かせない[25]．頭位固定時にはやや下顎を挙上させ，頸部を過度にローテーションさせない姿勢をとることで，上気道開存性を維持する．呼吸モニタリングとしては，酸素化（経皮的酸素飽和度）と換気（呼気終末二酸化炭素分圧および呼吸数）の評価が必須となる．患者に予防的酸素投与をおこなっている場合，呼吸停止にともなう経皮的酸素飽和度の低下は鋭敏ではないものの，一旦下がり始めると急峻である[26,27]．自発呼吸下にある患

者の呼気終末二酸化炭素分圧は，必ずしも正確な値ではない．しかしながら覚醒下開頭手術では補助呼吸などによる対応が困難であるため，換気状態を監視することで安全性の向上が見込まれる．

　覚醒下開頭手術の理想的な気道確保法は，声帯への侵襲が少なく，言語機能評価を妨げない方法である．ゆえに開頭時は，気管挿管よりも声門上器具の使用が望ましい．また覚醒下手術移行後は，呼気ガスサンプリングポート付き鼻カニューレが有用だ．発声が明瞭になるだけではなく呼吸数が評価でき，必要時には酸素投与もできるからである．一方で閉頭時には，侵襲的気道確保から鼻カニューレまで，患者の意識レベルや予想手術時間を考慮して適切な方法を選択したい．

▶ 3. 術中有害事象として，けいれん発作，気道トラブル，悪心・嘔吐，疼痛および局所麻酔薬中毒が起こりうる

　覚醒下開頭手術における術中有害事象のほとんどは，意識下の患者に起こる．とくに気をつけたい合併症は，けいれん発作，気道トラブル，悪心・嘔吐，疼痛，そして局所麻酔薬中毒である[28,29]．有害事象発生例の2%が覚醒下手術を断念しており[30]，合併症発生時の対応と予防策の双方が求められる．

　けいれん発作は，舌咬傷や誤嚥だけではなく，発作後に麻痺（Todd 麻痺）や失語（post-ictal aphasia）を呈することもあるため，覚醒下手術ではとくに回避しなければならない．誘因は脳機能マッピング時の電気刺激が多い[31]．皮質脳波に後発射（after discharge）を認めた段階で手術操作を中断し，脳表を冷却することで発作を防ぐ．冷水の準備は必須である．これらの操作が無効な場合は抗けいれん薬を投与するが，鎮静効果や舌根沈下をきたすこともあるので十分な患者観察を忘れてはならない．また術前準備として，抗けいれん薬の血中濃度を有効濃度範囲に維持しておく．

　気道トラブルは，覚醒下手術中のほか全身麻酔の再導入時にも起こりうる．同じ開頭手術であっても，全身麻酔からの回復過程と覚醒下手術中の経過は異なる．全身麻酔手術では，麻酔薬濃度の低下に伴って意識レベルの改善が期待されるが，覚醒下手術中は冷水の使用や脳ベラによる圧排で脳機能が低下する．覚醒下にある患者の，呼吸状態や意識レベルが悪化する可能性を忘れてはならない．前項にもあるように，上気道開存性を妨げない頭位をとり，酸素化と換気状態を監視する．また透明な手術用ドレープは，患者の

口元と頸胸部の視認性を向上させる．手術の進行状況と患者の様子を，手術室スタッフ全員で共有し[32]，必要時にはいつでも気管挿管・全身麻酔管理に移行できる態勢を整えておく．患者尾側からの気道確保が困難と思われる場合には，ドレープで清潔野を確保した上で，麻酔科医が患者頭側に立てるようにシミュレーションしておいてもよい．

プロポフォールを主体とした麻酔であっても，術中悪心・嘔吐は 0〜10% 程度発生する[12]．患者自身を不快な思いにするだけではなく，脳腫脹によって手術操作を困難とすることが，術中悪心・嘔吐の問題である．既往手術後の悪心・嘔吐や動揺病がリスクファクターであるため，これを参考にする[33]．患者が嘔気を訴えた場合には，ただちに誘因（手術操作）を除去し，嘔吐にそなえて膿盆や口腔内吸引を準備する．制吐剤の第 1 選択はメトクロプラミドとなるであろうが，副作用として腸管蠕動が亢進することもあるので留意する．また本邦では保険適応外であるものの，セロトニン受容体拮抗薬や低用量デキサメタゾンにも制吐効果が期待できる[34]．

脳実質に痛覚はないが，覚醒下手術中の患者はしばしば痛みを訴える．疼痛部位によって対応が異なるため，まずは痛みの場所を同定する．同一体位を保持していることによる体幹部の痛みであった場合には，体圧を分散させたり，非ステロイド性鎮痛薬やアセトアミノフェン製剤の使用が考慮される．麻薬性鎮痛薬も有効であるかもしれないが，嘔気の原因になり得るため慎重でありたい．また皮切部やヘッドピン刺入部の痛みには，局所麻酔薬による対応が望ましい．『日本麻酔科学会局所麻酔薬中毒への対応プラクティカルガイド』を参考に，くれぐれも過量投与とならないよう注意するとともに，中毒症状が疑われた場合にはすみやかに対応できるよう準備しておく[35]．

▶ 4. 覚醒下開頭手術の成功には，十分な術前準備や周術期チーム医療の達成が求められる

覚醒下開頭手術と全身麻酔手術の唯一の相違点は，"開頭手術の途中で患者が意識下にあること"だ．覚醒下開頭手術は患者を中心としたチーム医療であるから[9]，患者-脳神経外科医-麻酔科医-手術スタッフの間に良好な信頼関係を築くとともに[36]，意識下にある患者が手術に集中できる環境を整備する．

麻酔科医の役割について考えたい．覚醒下開頭手術を受ける患者の多く

は，脳神経外科手術というだけではなく，意識下で手術を受けることに不安を抱いている．覚醒下手術のイメージがつかめるよう，麻酔前回診時にシミュレーションビデオを見せるのもよいだろう．手術の流れや起こりうる合併症について麻酔科医の立場から丁寧に説明し，理解を促す．このような"覚醒下開頭手術に特有の術前準備"を追加することで，術中の身体的・精神的ストレスへの対応がスムースになる[37]．それでも患者の不安が強い場合には，手術日までに手術室シミュレーションの機会をもつのもよい．次に，他のスタッフと患者情報を共有する．"安定した呼吸状態の維持"が麻酔管理の要点であると先に述べたが，とくに麻酔科医からは術前気道評価に関する情報を提供する．また意識下で自然気道を維持している患者の呼吸状態が悪化し，緊急気道確保が必要になった場合に備え，必要な物品や手順を確認しておく．一方麻酔科医が得ておくべき情報は，手術計画である．手術目標（とくに評価したい高次脳機能，目標とされる腫瘍摘出率など）と求められる覚醒度，患者を覚醒させるタイミングは麻酔計画に大きく影響するからだ．

■文献

1) Horsley V. Brain-surgery. Br Med J. 1886 ; 2 : 670-5.

2) Nitta M, Muragaki Y, Maruyama T, et al. Proposed therapeutic strategy for adult low-grade glioma based on aggressive tumor resection. Neurosurg Focus. 2015 ; 38 : E7.

3) Berger MS, Cohen WA, Ojemann GA. Correlation of motor cortex brain mapping data with magnetic resonance imaging. J Neurosurg. 1990 ; 72 : 383-7.

4) Wiggins GC, Elisevich K, Smith BJ. Morbidity and infection in combined subdutal grid and strip electrode investigation for intractable epilepsy. Epilepsy Res. 1990 ; 37 : 73-80.

5) Berger MS, Kincaid J, Ojemann GA, et al. Brain mapping techniques to maximize resection, safety, and seizure control in children with brain tumors. Neurosurgery. 1989 ; 25 : 786-92.

6) Silbergeld DL, Mueller WM, Colley PS, et al. Use of propofol（Diprivan）for awake craniotomies : technical note. Surg Neurol. 1992 ; 38 : 271-2.

7) Cook TM, Woodall N, Frerk C. Section 2, Chapter 11 Supraglottic airway devices, 4th National Audit Project of The Royal College of Anaesthetists and The Difficult Airway Society. Major complications of airway management in the United Kingdom. Report and findings. 2011. p.88-96.

8) Kayama T. Guidelines Committee of The Japan Awake Surgery Conference. The guidelines for awake craniotomy. Neurol Med Chir（Tokyo）. 2012 ; 52 : 119-41.

9) Meng L, Berger MS, Gelb AW. The potential benefits of awake craniotomy for brain tumor resection : an anesthesiologist's perspective. J Neurosurg Anesthesiol. 2015 ; 27 : 310-7.

10) Olsen KS. The asleep-awake-asleep technique using propofol-remifentanil anaesthesia for awake craniotomy for cerebral tumours. Eur J Anaeasthesiol. 2008 ; 25 : 662-9.

11) Lobo FA, Wagemakers M, Absalom AR. Anaesthesia for awake craniotomy. Br J Anaesth. 2016 ; 116 : 740-4.

12) Stevanovic A, Rossaint R, Veldeman M, et al. Anaesthesia management for awake craniotomy : systematic review and meta-analysis. PLoS One. 2016 ; 11 : e0156448.

13) Goettel N, Bharadwaj S, Venkatraghavan L, et al. Dexmedetomidine vs propofol-remifentanil conscious sedation for awake craniotomy : a prospective randomized controlled trial. Br J Anaesth. 2016 ; 116 : 811-21.

14) Kamata K, Fukushima R, Nomura M, et al. A case of left frontal high-grade glioma diagnosed during pregnancy. JA Clin Rep. 2017 ; 3 : 18.

15) Kondo T, Toyota Y, Narasaki S, et al. Intraoperative responses of motor evoked potentials to the novel intravenous anesthetic remimazolam during spine surgery : a report of two cases. JA Clin Rep. 2020 ; 6 : 97.

16) Sato T, Kato Y, Yamamoto M, et al. Novel anesthetic agent remimazolam as an alternative for the asleep-awake-asleep technique of awake craniotomy. JA Clin Rep. 2020 ; 6 : 92.

17) Yoshida A, Kurata S, Kida K, et al. Anesthetic management for the sleep-awake-sleep technique of awake craniotomy using a novel benzodiazepine remimazolam and its antagonist flumazenil. JA Clin Rep. 2021 ; 7 : 14.

18) Geze S, Yilmaz AA, Tuzuner F. The effect of scalp block and local infiltration on the haemodynamic and stress response to skull-pin placement for craniotomy. Eur J Anaeasthesiol. 2009 ; 26 : 298-303.

19) Guilfoyle MR, Helmy A, Duane D, et al. Regional scalp block for postcraniotomy analgesia : a systematic review and meta-analysis. Anesth Analg. 2013 ; 116 : 1093-102.

20) Costello TG, Cormack JR, Hoy C, et al. Plasma ropivacaine levels following scalp block for awake craniotomy. J Neurosurg Anesthsiol. 2004 ; 16 : 147-50.

21) Costello EG, Cormack JR, Mather LE, et al. Plasma levobupivacaine concentrations following scalp block in patients undergoing awake craniotomy. Br J Anaesth. 2005 ; 94 : 848-51.

22) Brydges G, Atkinson R, Perry MJ, et al. Awake craniotomy : a practice overview. AANA J. 2012 ; 80 : 61-8.

23) Chaki T, Sugino S, Janicki PK, et al. Efficacy and safety of a lidocaine and ropivacaine mixture for scalp nerve block and local infiltration anesthesia in patients undergoing awake craniotomy. J Neurosurg Anesthiol. 2016 ; 28 : 1-5.

24) Shiraki A, Goto W, Fukagawa H, et al. Effects of low-dose remifentanil infusion on analgesic or antiemetic requirement during brain function mapping : a retrospective cohort study. Acta Anaesthesiol Scand. 2020 ; 64 : 735-41.

25) 日本麻酔科学会. 日本麻酔科学会気道管理ガイドライン 2014（日本語訳）より安全な麻酔導入のために. https://anesth.or.jp/files/pdf/20150427-2guidelin.pdf

26) Benumof JL, Dagg R, Benumof R. Critical hemoglobin desaturation will occur before return to an unparalyzed state following 1 mg/kg intravenous succinylcholine. Anesthesiology. 1997 ; 87 : 979-82.

27) Fu ES, Downs JB, Schweiger JW, et al. Supplemental oxygen impairs detection of hypoventilation by pulse oximetry. Chest. 2004 ; 126 : 1552-8.

28) Dinsmore J. Challenges during anaesthesia for awake craniotomy, Essentials of neurosurgical anesthesia & critical care. In : Brambrink AM, et al. Editors. New York : Springer ; 2012. p.197-206.

29) Koht A, Neuloh G, Childers SJ. Anesthesia for awake neurosurgery, monitoring the nervous system for anesthesiologists and other health care professionals. In : Koht A, et al. Editors. New York : Springer ; 2012. p.295-318.

30) Archer DP, McKenna JM, Morin L, et al. Conscious-sedation analgesia during craniotomy for intractable epilepsy : a review of 354 consecutive cases. Can J Anaesth. 1988 ; 35 : 338-44.

31) Hervey-Jumper SL, Li J, Lau D, et al. Awake craniotomy to maximize glioma resection : methods and technical nuances over a 27-year period. J Neurosurg. 2015 ; 123 : 325-39.

32) Yoshimitsu K, Maruyama T, Muragaki Y, et al. Wireless modification of the intraoperative examination monitor for awake surgery. Technical note. Neurol Med Chir (Tokyo). 2011 ; 51 : 472-6.

33) Culebras X, Corpataux JB, Gaggero G, et al. The antiemetic efficacy of droperidol added to morphine patient-controlled analgesia : a randomized, controlled, multicenter dose-finding study. Anesth Analg. 2003 ; 97 : 816-21.

34) Kamata K, Morioka N, Maruyama T, et al. The effect of single low-dose dexamethasone on vomiting during awake craniotomy. J Anesth. 2016 ; 30 : 941-8.

35) 日本麻酔科学会. 局所麻酔薬中毒への対応プラクティカルガイド. https://anesth. or.jp/files/pdf/practical_localanesthesia.pdf

36) Whittle IR, Midgley S, Georges H, et al. Patient perceptions of "awake" brain tumor surgery. Acta Neurochir (Wien). 2005 ; 147 : 275-7.

37) Potters JW, Klimek M. Awake craniotomy : improving the patient's experience. Curr Opin Anaesthesiol. 2015 ; 28 : 511-6.

〈鎌田ことえ〉

7 てんかんと麻酔の影響

SUMMARY

1 てんかんの麻酔には，非てんかん外科手術の麻酔とてんかん外科手術の麻酔がある．
2 てんかん外科手術では術中皮質脳波モニタリングを行うことがある．
3 てんかん外科手術では覚醒下手術と全身麻酔が用いられる．
4 全身麻酔下の術中皮質脳波モニタリングでは麻酔薬の影響を考慮する．
5 抗てんかん薬の長期服用により筋弛緩薬の作用が短縮する．
6 麻酔薬の選択が脳機能予後を左右する．

　てんかんは seizure を繰り返す疾患の病名であるが，本邦では seizure の訳語が定まっていない．神経内科医，精神科医，小児科医，脳外科医もてんかん発作と言ったり，けいれんと言ったりする，あるいは単に発作と呼ぶこともある．けいれんは convulsion を指すが，例えば感覚野に限局した seizure は convulsion を伴わないし，側頭葉てんかんの中には発現する症状が意識障害のみのものがある．さらに全身麻酔下で筋弛緩薬が投与されていれば，けいれんはおろか体動すら生じない．seizure の本態は神経細胞の異常な電気的興奮であり，それが全身または部分的な体動として発現したものをけいれんと呼称している．

　seizure が遷延すると，異常な電気的興奮による2次性の神経細胞傷害をきたす．したがって seizure は，現に起きていれば直ちに止めなければならないし，繰り返し生じる場合にはその発生を予防しなけれ

ばならない．さもないと，2次性の神経細胞傷害により脳機能予後が低下する．小児のてんかん患者でみられる退行がその典型例である．また，いわゆる全身けいれんの重積が長時間持続すれば，その脳機能予後に及ぼす影響は破局的である．

てんかんは common disease であり，本邦では脳血管障害，脳腫瘍，頭部外傷による2次性のものも含めると100人に1人といわれる．すなわち100万人の患者が存在する．非常に重篤な患者は自律した日常生活を営めず，重症心身障害者のための施設に入所して社会というステージから退場する．このため，我々麻酔科医が勤務する施設の手術室で日常的に遭遇するてんかん患者の割合は，1％よりも小さい．てんかん患者のほぼ1割が薬物治療に抵抗する難治てんかんで，てんかん外科手術の適応とされる．欧米ではてんかん外科手術が盛んに行われているが，本邦ではてんかん外科手術を行っている施設は限定的で，全国で年間1,000例程度とされる．その多くは成人の側頭葉病変に対するもので，前頭葉病変に対するてんかん外科手術は限られている．また，小児を対象としたものも少ない．てんかん外科手術には，てんかん病変部位を切除する切除外科と，seizure の伝搬する経路を断ち切る遮断外科がある．

1. 非てんかん外科手術の麻酔とてんかん外科手術の麻酔

てんかん患者の麻酔では，周術期の seizure による神経細胞傷害が問題となる．また，抗てんかん薬の長期服用による酵素誘導が筋弛緩薬等との薬物相互作用を引き起こす[1]．てんかん外科手術は難治てんかんが対象となるので，seizure は重篤で長期に及び，内服している抗てんかん薬も多剤多量である．また，seizure の首座，すなわちてんかん原性を有する部位や術式によっては術中皮質脳波モニタリングが必要になる．このため，全身麻酔下にてんかん外科手術を行う場合には，通常の開頭手術における麻酔管理上の問題に加え，麻酔薬が皮質脳波に及ぼす影響を考慮しなければならない．

非てんかん外科手術では，抗てんかん薬の服用は周術期も継続する．局所麻酔下の手術であれば，seizure は日常と同様の症状を呈するから，発症時にはジアゼパムやミダゾラム，またはホスフェニトイン

を静脈内投与で対処する．全身麻酔下では，筋弛緩薬が投与されていれば seizure の捕捉手段は脳波に限られる．BIS モニタ上に脳波が表示されていても，センサを貼付した場所とは異なる部位に生じた seizure は反映されないので，術中の seizure を捕捉できないことがある．そのため，催けいれん性を有する麻酔薬は避ける．セボフルラン，デスフルランは安全に使用できる．プロポフォールは強力な抗けいれん性を有するが，投与中止によるリバウンドがみられることがあり，術後一時的に seizure の閾値が低下することがある．術後は可及的早期に抗てんかん薬の服用を再開する．PONV 等により服用が困難な場合にはホスフェニトインの静脈内投与を考慮する．

　てんかん外科手術では，術中皮質脳波モニタリングのために術前の抗てんかん薬の内服の一部，または全部を一時的に中断することがある．また，薬物療法で制御できない seizure が存在するため，術中の seizure が起こり得る．術中皮質脳波モニタリング下では，健常部位とてんかん原性を有する病変部位を識別できなければならないが，催けいれん性を有する薬物は危険であり，過度の抗けいれん性を有する薬物はてんかん病変部位の同定に支障をきたす．

▶ 2. 術中皮質脳波モニタリング

　病変部位の分布は術前の脳波記録によって確認される．てんかんの本態は神経細胞の異常な電気的興奮であるから，その電気活動を記録することで病変部位を同定できるのが原理である．側頭葉てんかんでは定型的な術式で病変を切除するため，術中皮質脳波モニタリングを行っていない施設も少なくない．一方で前頭葉てんかんでは定型的な術式を用いず，術中皮質脳波モニタリング下にてんかん病変の分布を同定した上で病変部位の手術を行う．てんかん病変部位は，画像で同定できる腫瘍や変性もあるが，画像では健常部位と識別できず，脳波でのみ捕捉できる機能的な病変もある．後者は開頭下でも肉眼で識別できないので，術中皮質脳波モニタリングで切除範囲を決めなくてはならない．さらにてんかんの病変は皮質に存在するが，皮質は脳回だけでなく脳溝にも分布するから，3 次元的なマッピングが必要になることもある．

てんかん外科手術における術中皮質脳波モニタリングは，健常部位からは正常な脳波が，てんかん病変部位では異常な脳波，すなわち発作間欠期の棘波が記録されることが前提である．使用される麻酔薬の選択，あるいは麻酔条件の設定によって健常部位で棘波が生じると両者を識別できない．病変部位の棘波が抑制されるような麻酔薬の選択，あるいは麻酔条件の設定でも術中の病変部位同定に支障をきたす．

► 3. 覚醒下手術と全身麻酔

多くの麻酔薬がてんかん外科手術に用いられてきた．しかし，健常部位に正常な脳波を，病変部位に棘波を生じさせるような麻酔薬，あるいは条件を明らかにした研究は以前はなかった．麻酔薬の影響を排除するためには，その使用を避ける他ない．覚醒下にてんかん外科手術を行えば，麻酔薬の影響を排除できる．覚醒下であれば，運動機能や言語機能において手術操作によって生じる障害もリアルタイムで確認できる．一方で，長時間に及ぶ覚醒下の開頭手術は患者の協力が不可欠であり，小児では困難である．難治てんかんによる高次脳機能障害のために術中の協力を見込めない成人患者も存在する．これらの患者では全身麻酔下にてんかん外科手術を行う以外に選択肢はない．全身麻酔下で術中皮質脳波モニタリングが必要な場合，健常部位で正常な脳波を，病変部位で棘波を記録できるような麻酔薬の選択，あるいは麻酔条件の設定が必要となる．

► 4. 全身麻酔下の術中皮質脳波モニタリング

吸入麻酔薬の濃度によって健常部位およびてんかん病変部位の脳波が変化する[2,3]．筆者は2.5%セボフルラン吸入時に上記の条件が達成されることを明らかにした[4]．具体的な麻酔法としては，脳波に影響を及ぼす他の薬物の使用を避け，セボフルラン単独の吸入で麻酔を維持する．この条件下では，健常部位では棘波がみられず，病変部位では棘波がみられる．すなわち，術中皮質脳波モニタリング下に病変部位を棘波の有無によって同定することができる．切除外科では切除した断端に皮質脳波電極を置いて，断端のてんかん病変の遺残の有無を検索することができる．遮断外科ではその効果を処置直後に確認する

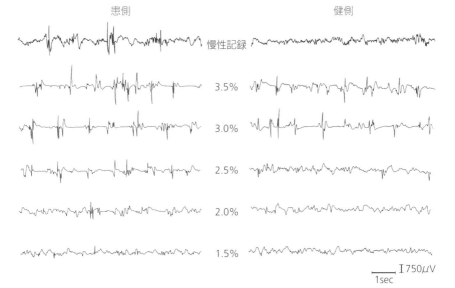

患側　　　　　　　　　　　　　　健側

慢性記録

3.5%

3.0%

2.5%

2.0%

1.5%

$\underline{\quad\quad}$ $\mathrm{I}\,750\mu V$
1sec

図 1 セボフルラン吸入時の術中皮質脳波モニタリング

てんかん外科手術における術中皮質脳波モニタリングで記録された皮質脳波を示す. 1.5〜3.5％の各呼気セボフルラン濃度における術中皮質脳波と, 同一患者の同一部位から導出された覚醒時の慢性皮質脳波を示す. 呼気セボフルラン濃度を 1.5〜3.5％まで変化させると, 患側（病変部位）では低濃度でも棘波がみられ, 2.5％以上で出現頻度が増加した. 一方健側（健常部位）では呼気セボフルラン濃度が 2.5％以下では棘波が出現しないが, 3.0％以上では棘波が出現した. 両者を識別する最適な呼気セボフルラン濃度は 2.5％である.
（中山英人, 他. J Anesth. 1997；11：S440）[2]

　　　　ことができる. セボフルランは一定の催けいれん性を有すると考えられるが, 術中に重積となるものはなかった. また, てんかん外科手術の術後に麻酔管理に起因した神経機能予後の低下をみとめたものもなかった[5].

▶ 5. 抗てんかん薬の長期服用による筋弛緩薬の作用の短縮

　　　　顕微鏡下の操作では体動は致命的な結果を招来しかねない. てんかん外科手術では運動機能を司る線維に操作が及ぶこともあるから, 操作時の体動は確実に抑制する必要がある. ところが, 抗てんかん薬の長期服用で筋弛緩薬の効果が著しく短縮する[1]. てんかん外科手術の患者は難治てんかんで長期に多剤多量を服用しており, この現象が顕著に表れる. 一方で, その影響は個人差が大きい, そのため, 個々の

患者で術中の筋弛緩モニタが必須となる．成人の場合，T1 が生じた時点でロクロニウム 50 mg を追加投与しても，1 時間以内に再度 T1 が生じることがある．なお，気管挿管時の初回に必要な投与量は通常と同様である．

6. 麻酔薬の選択と脳機能予後

　術中皮質脳波モニタリングを行うてんかん外科手術において，セボフルラン以外の麻酔薬を用いると，てんかん病変部位の同定を正確に行えない可能性がある．麻酔薬の選択や麻酔条件の設定において，この手術にはこうでなければという 1 対 1 の関係が確立したものは稀であるが，てんかん外科手術においては，麻酔科医による麻酔薬の選択が，手術成績を左右することになる．麻酔科医は，てんかん外科手術においては麻酔薬の選択と麻酔条件の設定により，脳機能予後の向上に貢献を果たせる．

■文献

1) 長田　理，張替優子，中山英人．抗けいれん薬を長期服用している患者ではベクロニウムの作用時間が短縮する．PHARMACOANESTHESIOL. 1996；9：90-2.
2) 中山英人，藤原治子，清水美弥子．セボフルラン吸入時の側頭葉てんかん患者の皮質脳波．J Anesth. 1997；11：S440.
3) 中山英人．てんかん外科手術での脳波モニタリング．In：松本美志也，編．脳波解析と電気生理学的モニタリング．東京：克誠堂出版；2016. p.147-54.
4) Nakayama H, Maehara T, Nagata O, et al. Effects of sevoflurane on electrocorticogram in epileptic patients. Electroenceph Clin Neurophysiol. 1995；97：S243.
5) 中山英人，長田　理，張替優子．セボフルラン吸入時のてんかん患者におけるてんかん発作．J Anesth. 1996；10：S455.

〈中山英人〉

2 術前プレハビリテーション

SUMMARY

1 術前プレハビリテーションは術前に運動療法，栄養管理，不安の軽減など，医療の最適化を含む包括的アプローチで実施される．

2 術後合併症の軽減，身体機能の維持，術後せん妄の発症率減少などの効果が期待できるが，現時点でのエビデンスは限定的である．

3 今後，最大の効果を発揮するための具体的な方法（介入期間・強度，プログラム構成など）の検証が必要である．

▶ 1. 術前プレハビリテーションの概要

リハビリテーション（rehabilitation）の語源は，ラテン語の "再び : re" と "適した状態にする : habilitate" を組み合わせたことに由来する．プレハビリテーション（prehabilitation）は，リハビリテーションの "re" の部分に "前もって" を意味する接頭辞 "pre" をあてはめた造語である．つまり，プレハビリテーションは，障害が生じる前に身体機能を強化することで障害の程度を軽減し，身体活動性の早期回復を目指す介入となる 図1 [1]．術前プレハビリテーションは近年注目されている新しい概念であるが，プレハビリテーション自体の歴史は古く，時代とともにその対象や定義は変化している 表1．術前プレゼンテーションは，その多くが高齢者を対象としており，高齢者（特に後期高齢者）が手術を受ける機会が増加するに伴ってその重要性が増している．

術前フレイルは高齢外科手術患者の重要な予後不良因子と考えられてい

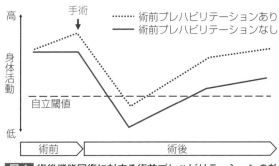

図1 術後機能回復に対する術前プレハビリテーションの効果を示した概念図

表1 プレハビリテーションの変遷

対象	意義
軍隊	1946年，プレハビリテーションという用語が最初に使用されたとされている．第二次世界大戦中，入軍試験前の教育的，身体的，および栄養的介入のプログラムによって入軍希望者の身体・知的能力を向上させた．
アスリート	1980年代からスポーツ医学分野で注目される．事前に身体機能を向上してケガ予防を図る目的で行われる．
整形外科	2000年代頃から，特に整形外科領域での術前リハビリテーションの有用性が検討されている．術前からリハビリテーションを開始することで，手術部位の身体機能改善が期待されている．
癌患者	癌を診断してから治療を開始するまでに身体，精神，栄養機能を改善させることで，治療後の合併症軽減，身体機能維持，早期回復などが期待される．
術前（高齢者）	術前に身体機能を強化することにより術後合併症予防および身体活動維持を目指す．特に，フレイルを合併した高齢者に有用と考えられている．

る[2]．フレイルとは「加齢とともに運動機能や認知機能などが低下し，生活機能が障害され，心身の脆弱性が出現した状態」とされる．その一方，適切な介入・支援により，回復する可能性がある[3]．したがって，術前プレゼンテーションの実施により，術前のフレイル状態を改善し，耐術能を増大させることにより，術後合併症の減少や身体機能の向上などの術後転帰の改善が期待される[4]．

▶ 2. 術前プレハビリテーションの定義

ハイリスク患者の術後転帰を改善する様々な周術期戦略がこれまでに提唱されてきた **表2**．術前プレハビリテーションは，手術前に実施され，身体

表2 術後転帰を改善するための周術期戦略

戦略	介入時期
術前プレハビリテーション	術前
術後早期回復プログラム （enforced recovery after surgery：ERAS）	術中から術後が主体
First-track surgery（心臓血管外科手術を対象）	術中から術後が主体
目標指向型輸液療法	術中
早期リハビリテーション	術後

機能の強化を中心とした予防的介入として始まった．術前に行う介入は，手術実施までの待機時間を有効に利用でき，手術に伴う身体的制限がないため周術期の中で運動療法を実施するのに適している．しかし，術前プレハビリテーションの具体的な構成内容に関しては明確な定義が存在しない．報告されている臨床研究においても，その方法は一定せず，対象とする患者群や術式により研究間で大きく異なる．そのため，術前プレハビリテーションの臨床転帰に及ぼす効果検討した臨床研究では，有効となった報告と効果がなかった報告があり，一致した見解は得られていない[1,4]．一方，運動中の血圧変動，転倒以外に特記すべき有害事象の報告はなく，安全性は確認されている．近年では，身体機能強化を目的とした運動療法のみならず，栄養や精神的介入などの術前の適正化（optimization）を含めた包括的なプレハビリテーションが行われることが多い．

▶ 3. 術前プレハビリテーションの実際

術前プレハビリテーションはすべての手術患者に実施可能であるが，術後転帰を改善できるという点においては，特にフレイルを合併する高齢患者に対してよい適応と考えられる．臨床研究で報告されている術前プレハビリテーションプログラムの多くは4〜8週間の期間で実施されている．短すぎるプログラムは効果がないかもしれないが，長期間なものはコンプライアンスを低下させるかもしれない．プログラムには，① 運動療法，② 栄養支援，③ 精神的支援，および ④ その他の適正化が含まれる[5]．これらの介入は，外科医，麻酔科医，老年医学者，理学療法士，栄養士，心理士などからなる多職種協働チームによって提供される．

A. 運動療法

　身体機能の評価として，呼気ガスを分析する心肺運動負荷試験（cardio-pulmonary exercise test：CPET）や簡易な歩行試験である 6 分間歩行試験（6-minute walk test：6MWT）がよく用いられる．運動療法としてウォーキングやランニング，水泳などごく普通の有酸素運動や筋力と自宅で実施可能なレジスタンス運動を組み合わせることが多い．

B. 栄養支援

　術前の栄養状態は術後経過に影響するため，その評価は重要となる．待機手術の場合，低栄養のリスクがある場合には，1～2 週間の栄養管理を行うことが推奨されている[6]．

C. 精神的支援

　手術を受けることへの不安を軽減する目的で，心理士によるカウンセリングを行う．また，健康に対する教育を行うことにより，患者自身の健康志向や行動によい影響を与えることが期待できる．

D. その他の適正化

　禁煙，禁酒，体重の最適化は，術後転帰を改善する[7]．脳トレーニング（脳トレ：頭を使うゲームやパズルなど）は認知予備力を増大させるために行われる[8]．また，貧血の改善，血糖値の管理，および内服薬の調整も包括的なリハビリテーションプログラムの一部として扱われる．

▶ 4. 術前プレハビリテーションと術後せん妄

　術後せん妄は高齢者に頻度が高く，在院日数の延長，医療費の増大，死亡率の増加，および退院後の身体・認知機能の低下と関連する重要な術後合併症である[9]．術後せん妄の病態機序は複雑で多様性があり，いまなお不明な点も多い．そのため，術後せん妄に対する決定的な治療薬は存在しておらず，発症してからの治療は困難であることが多い．近年に報告されている術後せん妄に対する診療ガイドラインでも，非薬物的，多面的な予防の重要性が強調されている[10,11]．特に，高齢患者の術前フレイルは術後せん妄の危険因子であることが報告されている[12]．したがって，術前プレハビリテーションによりフレイル状態を是正することにより術後せん妄を予防できる可能性がある．実際，Janssen ら[13]は，単一施設の前後比較試験で，術前プレハビリテーションにより開腹手術後のせん妄発症率が有意に低下（対照群：n＝360；

11.7% vs. 介入群：n＝267；8.2%，p＝0.043）したことを報告した．術後せ
ん妄も含めて高齢外科手術患者に対する術前プレハビリテーションについ
て，最も効果的な介入の期間，強度，および構成要素に何を加えるかなど，
今後さらなる検討が必要である．

5. 術前プレハビリテーションが術後せん妄予防に及ぼす効果の機序

　術前プレハビリテーションが術後せん妄を予防する機序については明らか
ではない．本介入は包括的アプローチで実施されるため，どの要素がどの程
度関与するかも不明である．しかし，その中でも必須であり最も強調されて
いるものは身体機能の強化，つまり運動療法である．「適度な運動は健康によ
い」ことは自明といえるが，近年の大規模疫学調査でも，心臓病，高血圧，
2 型糖尿病，脳卒中，大腸癌，乳癌，認知症，うつ病など全身性にその予防
効果が認められている[14]．一方，身体不活動は死亡リスクを高めることが知
られている[15]．

　運動が中枢神経系に及ぼす効果に重要な役割を果たす物質として，注目さ
れているのがマイオカインである[16]．マイオカインとは骨格筋に発現し，分
泌され，ホルモン様に作用する液性因子の総称である．これまでの網羅的解
析により，IL-6 を皮切りに複数マイオカインが発見されているが，それらの
機能に関する研究はまだ緒に就いたばかりといえる．例えば，身体活動に
よって惹起される骨格筋の転写共役因子である peroxisome proliferator-
activated receptor gamma coactivator-1α（PGC-1α）は，筋細胞膜蛋白質
である fibronectin type Ⅲ domain containing 5（FNDC 5）を誘導し，マイ
オカインの一種である irisin として血液脳関門を通過して脳由来神経栄養因
子（brain-derived neurotrophic factor：BDNF）の発現を増加させる[17]．
BDNF は，海馬などでの神経新生，血管新生，およびシナプスの可塑性変化
の促進することで，認知機能の改善や認知症発症リスクの低下につながると
推測されている．運動による認知機能改善の詳細な機序が明らかになれば，
その中心的役割を担う因子を運動ではなく薬理学的に制御することも可能と
なるかもしれない．今後の発展に期待したい．

▶ まとめ

　わが国は未曾有の超高齢社会を突き進んでいる．人口構成の変化は疾病構造にも影響を及ぼし，高齢者が手術を受ける機会は増加の一途をたどっている．高齢者医療では，身体的・精神的な機能回復を最大限に図り，可能な限り独立して生活しうる能力を保つことが重要となる．この目的を達成するには，術前から術後にかけて，多職種で連携してシームレスな周術期管理が不可欠である．その中で，術前プレハビリテーションは高齢手術患者の評価，介入，教育を実施するのに最も適している．今後，本介入の効果を最適化し，エビデンスを構築するため，質の高い臨床研究での検証が必要である．

■文献

1) Santa Mina D, Clarke H, Ritvo P, et al. Effect of total-body prehabilitation on postoperative outcomes : a systematic review and meta-analysis. Physiotherapy. 2014 ; 100 : 196-207.
2) Ko FC. Preoperative frailty evaluation : a promising risk-stratification tool in older adults undergoing general surgery. Clin Ther. 2019 ; 41 : 387-99.
3) Travers J, Romero-Ortuno R, Bailey J, et al. Delaying and reversing frailty : a systematic review of primary care interventions. Br J Gen Pract. 2019 ; 69 : e61-9.
4) Milder DA, Pillinger NL, Kam PCA. The role of prehabilitation in frail surgical patients : A systematic review. Acta Anaesthesiol Scand. 2018 ; 62 : 1356-66.
5) Le Roy B, Selvy M, Slim K. The concept of prehabilitation : what the surgeon needs to know? J Visc Surg. 2016 ; 153 : 109-12.
6) Weimann A, Braga M, Harsanyi L, et al. ESPEN Guidelines on Enteral Nutrition : Surgery including organ transplantation. Clin Nutr. 2006 ; 25 : 224-44.
7) Feldman LS, Carli F. From preoperative assessment to preoperative optimization of frailty. JAMA Surg. 2018 ; 153 : e180213.
8) Humeidan ML, Reyes JC, Mavarez-Martinez A, et al. Effect of cognitive prehabilitation on the incidence of postoperative delirium among older adults undergoing major noncardiac surgery : the neurobics randomized clinical trial. JAMA Surg. 2020 ; e204371.
9) Hughes CG, Boncyk CS, Culley DJ, et al. American Society for Enhanced Recovery and Perioperative Quality Initiative Joint Consensus Statement on Postoperative Delirium Prevention. Anesth Analg. 2020 ; 130 : 1572-90.
10) American Geriatrics Society Expert Panel on Postoperative Delirium in Older Adults. Postoperative delirium in older adults : best practice statement from the American Geriatrics Society. J Am Coll Surg. 2015 ; 220 : 136-48. e1.
11) Aldecoa C, Bettelli G, Bilotta F, et al. European Society of Anaesthesiology evidence-based and consensus-based guideline on postoperative delirium. Eur J Anaesthesiol. 2017 ; 34 : 192-214.
12) Brown CH 4th, Max L, LaFlam A, et al. The association between preoperative frailty and postoperative delirium after cardiac surgery. Anesth Analg. 2016 ; 123 : 430-5.

13) Janssen TL, Steyerberg EW, Langenberg JCM, et al. Multimodal prehabilitation to reduce the incidence of delirium and other adverse events in elderly patients undergoing elective major abdominal surgery : an uncontrolled before-and-after study. PLoS One. 2019 ; 14 : e0218152.

14) Fiuza-Luces C, Garatachea N, Berger NA, et al. Exercise is the real polypill. Physiology（Bethesda）. 2013 ; 28 : 330-58.

15) Ikeda N, Saito E, Kondo N, et al. What has made the population of Japan healthy? Lancet. 2011 ; 378 : 1094-105.

16) Severinsen MCK, Pedersen BK. Muscle-organ crosstalk : the emerging roles of myokines. Endocr Rev. 2020 ; 41 : 594-609.

17) Jin Y, Sumsuzzman DM, Choi J, et al. Molecular and functional interaction of the myokine irisin with physical exercise and Alzheimer's disease. Molecules. 2018 ; 23 : 3229.

〈河野 崇〉

3 腸内細菌叢と脳への影響

SUMMARY

1 腸内細菌叢は生体内で多様な役割を担っており，それらの環境を維持することは，様々な形で機能維持に寄与する．

2 腸内細菌叢と精神・神経系との関連は『脳腸相関』と呼ばれており，周術期の脳機能維持には重要なメカニズムである．

3 腸内細菌叢の維持は神経炎症を制御できる可能性があり，術後せん妄や術後認知機能障害の予防が期待できる．

4 プロバイオティクスや糞便移植は周術期管理を向上させ，患者の予後を改善する可能性が示唆されている．

▶ 1. 腸内細菌叢と脳腸相関

　生体の腸管内に生息する数え切れないほどの細菌や微生物を総称して，我々は『腸内細菌叢』と呼ぶ．腸内細菌叢は多様な役割を担い，かつ機能的に作用することがわかってきた．そして，手術を含めた外的ストレスや加齢によって生じた腸内細菌叢の不均衡が，局所の消化器疾患，精神・神経症状，呼吸器疾患，代謝，肝疾患そして心血管異常など多岐にわたって影響を与えることが明らかになりつつある[1]．実際に，いくつかの疾患や病態において，腸内細菌を介した臨床的・前臨床的治療が提案されている[1] 図1 ．これらからわかることは，腸内細菌叢の役割を理解し，その環境を可能な限り維持することは，周術期においても重要であると捉える必要があるということだろう．

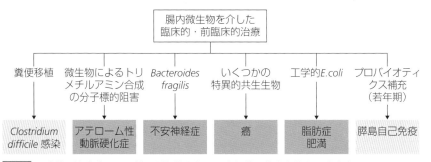

図1 予防薬や治療薬として効果が期待される腸内細菌・共生生物と関連疾患
（Lynch SV, et al. N Engl J Med. 2016；15：2369-79[1]）より改変）

　最近の研究では，腸内細菌叢，恒常性を含めた免疫系，脳神経系は，互いに密にそして双方向に影響していることが明らかになっており，これら相互関係を利用した患者の周術期QOLを上げるための戦略を確立することは有益だと考える．とくに腸内細菌叢と精神・神経系との相互関係は『脳腸相関』と呼ばれており，免疫系との関連と併せて注目を集めている[2] **図2**．腸内細菌叢は複数の経路を介して精神・神経系に影響を与えるとされており，その代表的な経路としては迷走神経・血液循環・免疫に関する経路があげられる[3]．『脳腸相関』に関する研究をいくつか紹介したい．例えば，腸内細菌叢が正常に確立されないという特殊な状況下において，マウスの神経学的行動にどのような影響を与えるかを調べた研究がある．Sampsonらは，通常に飼育されたマウスと，無菌下で飼育されたマウス（または抗生剤投与で無菌となったマウス）では，神経疾患の病態や実際に表出される行動に違いがあることを明らかにした[4]．またHobanらによると，無菌マウスでは扁桃体由来の恐怖記憶の想起が低下するとされており[5]，今後は，ヒトにおいても同様のことが起こりえるのか検証が期待されるところである．次に，ストレス下で起こった腸内細菌叢の変化によって生じる行動変容を調べた研究を紹介する．痛みなどに代表される強いストレス下では，腸内菌種の比率変化によって，不安行動が増加するということがマウスを用いた研究でわかった．またJangらは，腸内細菌叢を維持するとされるプロバイオティクスをストレス下のマウスに投与することで，腸内細菌叢の安定化をもたらし，かつ不安行動も抑制しうることを示した[6]．これは，手術ストレスによって生じる精神・神経学的行動の変容を予防することは可能であり，腸内細菌を介した行

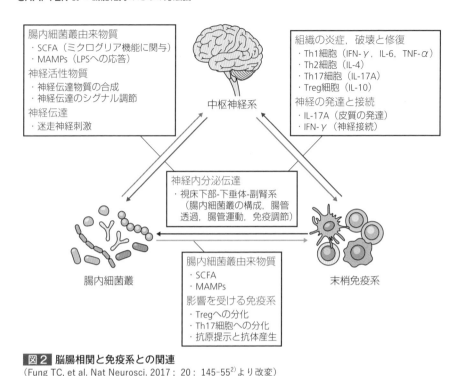

図2 脳腸相関と免疫系との関連
(Fung TC, et al. Nat Neurosci. 2017；20：145-55[2)]より改変)

　動制御の余地があることを逆説的に証明しうるものでもあった.

　一方で，ヒトを対象とした横断研究において佐治らは，特定の菌種である *Bacteroidetes* が相対的に増加することは，軽度認知機能障害の発症を増加させる独立した因子であることを報告した[7)]．同時に，*Bacteroidetes* が多い患者では，記憶を司るとされている大脳皮質および海馬の萎縮を示す所見があることも確認した[7)]．この他にも腸内細菌叢と老化との関係に言及している文献が複数あり，加齢によって腸内細菌叢は変化し，特定の菌種が漸増減することが同定されている[8)]．特に日本のような高齢化率（2018年時では28.1%）が高く，今後しばらくは高齢者が増加する社会状況下では，腸内細菌叢のコントロールをも意識した周術期管理戦略を確立することは大変意義深いだろう.

▶ 2. 腸内細菌叢と周術期管理

　術後せん妄（post-operative delirium：POD）や術後認知機能障害（post-

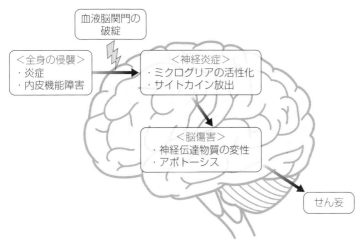

図3 脳内神経炎症とせん妄発生の機序
(Hayhurst CJ, et al. Anesthesiology. 2016；125：1229-41[9]より改変)

operative cognitive dysfunction：POCD）は，患者予後を悪化させる周術期には避けて通れない合併症である．POD と POCD は連続した病態を見ており，いずれも全身の侵襲に伴い生じた神経炎症による脳の機能不全とされている[9] **図3**．特に POD は，発症率と死亡率，また，せん妄期間と死亡率において相関関係が見られることが指摘されており[10]，在院日数が延長することによる医療費増大にもつながることから[11]，予防と治療が極めて重要となることは明らかである．しかしながら，POD に有効な治療介入や予防法はないのが現状である．そのため，神経炎症につながる炎症性サイトカインの放出をいかに制御するかが POD 予防において重要であると言える．本項では，最近の知見をもとに，腸内細菌叢を介した神経炎症の制御とそれに基づく POD 予防の可能性について紹介したい．

　腸内細菌叢はいかにして炎症をするのだろうか．それを説明するには，短鎖脂肪酸（short-chain fatty acid：SCFA）と制御性 T 細胞（regulatory T cell：Treg）の 2 つがキーワードとなる．酪酸，酢酸，プロピオン酸に代表される SCFA は，腸内細菌による食物繊維の発酵によって産生される．産生された SCFA は短鎖脂肪酸受容体である GPR41 や GPR43 を介して様々な代謝，免疫応答を示すことが知られており，SCFA 単体でも抗炎症作用を有するとされている．中でも酪酸は，ミクログリアにおける炎症性サイトカイ

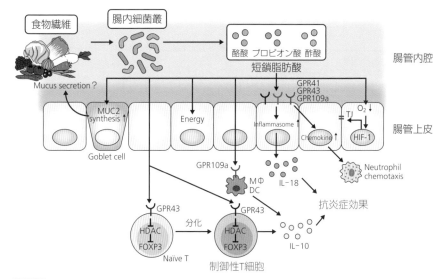

図4 Treg を介した腸内細菌叢による抗炎症効果
（Keshteli AH, et al. Nutrients. 2019；11：1498[13]）より改変）

ンの発現を抑制することが明らかとなり[12]，その有用性が注目されている．
ただし，全身における炎症反応の制御という観点では，SCFA 単体における
役割は大きいものではない．むしろ重要なのは，SCFA によって分化誘導を
促進される Treg であるとされている[13] **図4** ．Treg は転写因子 Foxp3 の発
現によって特徴付けられる，自己免疫反応や過剰免疫反応といった炎症反応
の制御に重要な抑制性 T 細胞である．近年，炎症性腸疾患との関連が明らか
になり，自己免疫疾患や炎症性疾患の機序解明や治療に期待されている．腸
内細菌によって生成される SCFA は，ヒストン脱アセチル化酵素を阻害する
ことにより，Foxp3 遺伝子領域でのヒストンアセチル化を促進し，Foxp3 の
発現誘導，ひいては Treg への分化誘導を促すことで抗炎症作用を有する．
Treg は組織に浸潤し，組織 Treg として様々な生体反応を示すことが明らか
になっているが，脳内にも浸潤することで脳組織の修復に寄与していること
がわかってきた[14]．また，Foxp3 陽性細胞，すなわち Treg は SCFA の中で
も特に酪酸が最も誘導に影響があることも明らかになった[15] **図5** ．これら
の研究から，神経炎症によって惹起される POD の機序解明や治療において
は，SCFA による Treg への分化誘導が重要な役割を担っていると言えるだ
ろう．

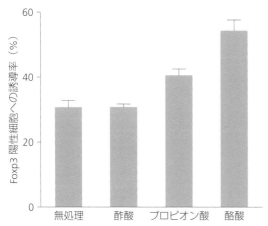

図5 各短鎖脂肪酸における Foxp3 陽性細胞への分化
誘導率の比較
(Furusawa Y, et al. Nature. 2013；504：446-50[15) より改変)

さて次に，腸内細菌叢と神経炎症，POD に関する研究を複数紹介したい．
Yang らは，難消化性オリゴ糖の1つであるガラクトオリゴ糖をプレバイオ
ティクスとしてマウスに与えることで腸内細菌叢の改善を図り，神経炎症の
抑制を介してPOCDを改善しうることを明らかにした[16]．ガラクトオリゴ糖
投与により，マウス糞便中の *Lactobacillaceae* や *Biffidobacterium* が有意
に増加することを示し，いわゆる善玉菌が増えることで SCFA や Treg を介
した抗神経炎症効果による認知機能障害を改善することが示唆された．また
Zhang らの研究では，非POD マウスと POD マウスの糞便検体における腸
内細菌叢を比較すると，POD マウスの方が明らかに腸内細菌の種が少なく，
偏った構成になっていることが明らかとなった[17]．つまり，腸内細菌叢にお
ける多様性の喪失は，抗炎症効果が減弱することで神経炎症を制御できず，
POD 発症の一因になると言えるだろう．これらの研究から，腸内細菌叢の最
適化が脳腸相関を通じて，これまで不可能であった POD への予防的介入を
可能にする未来を描けるようになった．

▶ 3. 今後の展望

腸内細菌叢への適切な介入により神経炎症の制御，ひいては POD の予防
につながる可能性について述べてきた．腸内細菌叢への適切な介入とはどの

3
腸内細菌叢と脳への影響

ような手段があるのかを掘り下げていきたい．Yang らの研究で難消化性オリゴ糖の投与が神経炎症を抑制しうることを前述したが，この研究で用いられたガラクトオリゴ糖の投与量は臨床的ではなく，すぐに実用化することは難しい．将来的には，オリゴ糖や SCFA 製剤による介入がなされるかもしれないが，プレバイオティクスや生菌を摂取するプロバイオティクスのみで効果を得ることは現時点では難しいであろう．

　そこで注目されているのが糞便微生物移植法である．これは良好な腸内細菌叢を有する糞便を採取し，その腸内細菌を他者に移植するものであり，炎症性腸疾患に対する治療法として臨床研究がなされている．移植方法としては注腸投与，経口投与があり，アメリカの非営利団体 OpenBiome は糞便バンクを設立し，カプセルされた凍結糞便を医療機関に有償で提供している．ただし，適応疾患，安全性評価，ドナー選択法，投与方法などは確立しておらず，いまだ保険診療には至っていない．

　POD や POCD の予防に関していずれも臨床応用はされていないものの，近い将来ハイリスク患者にこれらの介入を事前に行うことで，神経炎症を自在に制御することが可能となる日がくるかもしれない．

■文献

1) Lynch SV, Pedersen O. The human intestinal microbiome in health and disease. N Engl J Med. 2016 ; 15 : 2369-79.
2) Fung TC, Olson CA, Hsiao EY. Interactions between the microbiota, immune and nervous systems in health and disease. Nat Neurosci. 2017 ; 20 : 145-55.
3) Dantzer R, O'connor J, Frennd GG, et al. From inflammation to sickness and depression : when the immune system subjugates the brain. Nat Rev Neurosci. 2008 ; 9 : 46-56.
4) Sampson TR, Mazmanian SK. Control of brain development, function, and behavior by the microbiome. Cell Host Microbe. 2015 ; 17 : 565-76.
5) Hoban AE, Stilling RM, Moloney G, et al. The microbiome regulates amygdala-dependent fear recall. Mol Psychiatry. 2018 ; 23 : 1134-44.
6) Jang HM, Lee HJ, Kim DH, et al. Immobilization stress-induced Escherichia coli causes anxiety by inducing NF-κB activation through gut microbiota disturbance. Sci Rep. 2018 ; 8 : 13897.
7) Saji N, Murotani K, Hisada T, et al. The relationship between the gut microbiome and mild cognitive impairment in patients without dementia : a cross-sectional study conducted in Japan. Sci Rep. 2019 ; 9 : 19227.
8) Odamaki T, Kato K, Sugahara H, et al. Age-related changes in gut microbiota composition from newborn to cenetenarian : a cross-sectional study. BMC Microbiol. 2016 ; 16 : 90.

9) Hayhurst CJ, Pandharipande PP, Hughes CG. Intensive care unit delirium : a review of diagnosis, prevention, and treatment. Anesthesiology. 2016 ; 125 : 1229-41.

10) Shehabi Y, Riker RR, Bokesch PM, et al. Delirium duration and mortality in lightly sedated, mechanically ventilated intensive care patients. Crit Care Med. 2010 ; 38 : 2311-8.

11) Milbrandt EB, Deppen S, Harrison PL, et al. Costs associated with delirium in mechanically ventilated patients. Crit Care Med. 2004 ; 32 : 955-62.

12) Matt SM, Allen JM, Lawson MA, et al. Butyrate and dietary soluble fiber improve neuroinflammation associated with aging in mice. Front Immunol. 2018 ; 9 : 1832.

13) Keshteli AH, Madsen KL, Dieleman LA. Diet in the pathogenesis and management of ulcerative colitis ; a review of randomized controlled dietary interventions. Nutrients. 2019 ; 11 : 1498.

14) Ito M, Komai K, Mise-Omata S, et al. Brain regulatory T cells suppress astrogliosis and potentiate neurological recovery. Nature. 2019 ; 565 : 246-50.

15) Furusawa Y, Obata Y, Ohno H, et al. Commensal microbe-derived butyrate induces the differentiation of colonic regulatory T cells. Nature. 2013 ; 504 : 446-50.

16) Yang XD, Wang LK, Wu HY, et al. Effects of prebiotic galacto-oligosaccharide on postoperative cognitive dysfunction and neuroinflammation through targeting of the gut-brain axis. BMC Anesthesiol. 2018 ; 18 : 177.

17) Zhang J, Bi JJ, Guo GJ, et al. Abnormal composition of gut microbiota contributes to delirium-like behaviors after abdominal surgery in mice. CNS Neurosci Ther. 2019 ; 25 : 685-96.

〈立花俊祐　西原教晃〉

4 周術期神経学的合併症の予防戦略〜脳脊髄保護〜

SUMMARY

1 周術期神経学的合併症は原因が多岐にわたり，予防のために集学的アプローチが必要である.

2 薬理学的に中枢神経保護作用を示すことができた薬剤は存在しない.

3 人工心肺中の灌流の評価が必要である. 低血圧は脳梗塞のリスク因子であり，脳局所酸素飽和度モニター rSO$_2$ の使用が推奨される.

4 大動脈外科手術中は術者と協同し低血圧・低灌流が検出できるようモニタリングを実施する.

5 胸腹部大動脈手術時には虚血性脊髄障害が生じうる. Collateral network concept に則り脊髄血流を保持する. 運動誘発電位 MEP モニタリングを実施する. 脳脊髄液ドレナージ CSFD は，脊髄虚血が強く疑われた場合には実施する. また，ハイリスク症例では予防的実施を考慮しても良い.

6 虚血脊髄では，虚血が一過性であったとしてもオピオイド誘発性脊髄運動障害を生じる. 脊髄の興奮がその機序と考えられ，鎮静中は問題にならない. 覚醒前には麻薬性鎮痛薬の使用を中止することを考慮する.

　　周術期の脳卒中や認知機能障害といった神経学的合併症が生じると activities of daily living（ADL）の低下だけではなく，入院期間延長や死亡率上昇も生じることが報告されている. そのため周術期神経学的合併症に対する予防対策は必須である. 周術期神経学的合併症の発症原因は多岐にわたるため，予防も集学的アプローチが必要である. 具体的には呼吸・循環管理，体

温管理，脳循環代謝モニタリング，神経生理モニタリング，薬剤管理などが挙げられる．

1. 頭蓋内圧の調整

　頭蓋内圧は頭蓋内に存在する組織（脳・脊髄80%，血液10%，脳脊髄液10%）により規定される．中枢神経は頭蓋，脊髄といった閉鎖腔内部に存在しているため，容量が増えた場合には容量増加に伴い圧も上昇する．頭蓋内圧が亢進している場合には少しの容量上昇が大きな圧変化をきたしうる．頭蓋内圧が上昇している際には少しの容量変化により圧が変化しうる[1] 図1 ．

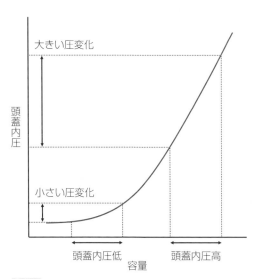

図1 頭蓋内容量と頭蓋内圧の関係
頭蓋内圧が高い場合には容量の増加により著明な内圧上昇をきたす．

2. 薬理学的脳保護の可能性

　これまで，臨床的に脳脊髄保護を証明できた薬剤は存在しない．これまで，フリーラジカルスカベンジャー（エダラボン），ステロイド，グルタミン酸受容体拮抗薬［N-methyl-D-aspartate（NMDA）受容体拮抗薬（ケタラール），α-amino-3-hydroxy-5-methyl-4-isoxazole-propionate（AMPA）受容体拮抗薬ペランパネル］，バルビツレート，ナトリウムチャネルブロッカー（リドカイン），オピオイド受容体拮抗薬（ナロキソン）などが脳神経保護あ

るいは脊髄保護に関して検討されてきたが臨床研究により証明された薬物は存在しない.

そのような中, スタチンは脳虚血後の血管攣縮を抑制することで遅発性の虚血性脳障害を防ぐ可能性が報告[2)]されている. しかしながら, その報告でも遅発性脳障害あるいは脳梗塞に有意差はなかった.

麻酔薬は中枢神経系の活動を抑制することから, 脳脊髄保護の可能性が示唆されるが未だ証明されたものはない. 近年臨床で広く使用されるようになったデクスメデトミジンは脳血流低下の割合が脳代謝低下の割合よりも大きいことから脳虚血を起こす可能性が指摘されているが, 臨床研究[3)]では他の麻酔薬と脳血流低下の割合に差はない.

以上のように一つひとつの薬剤に関して詳細に検討していくことが重要であり, 今後も新しい情報に注目していかなければならない.

▶ 3. 開心術と術後脳卒中

人工心肺を用いた心臓手術における脳合併症の頻度は1〜6.7%と言われており, 一般手術におけるその頻度 (0.07%) と比較して高率である[4,5)]. 開心術における脳合併症の最大の危険因子は上行大動脈の粥状硬化巣と考えられ, 上行大動脈操作を伴う開心術 (大動脈遮断・解除, カニュレーションなど) ではプラークが遊離し, 合併症を生じる可能性が高まる[6)]. 上行大動脈の評価には術前の胸部 CT や術中経食道エコー (transesophageal echocardiography: TEE) と術野における直接評価 (epiaortic scannning) などが選択できるが, 術者と麻酔科が協同し確実に評価することが重要である.

▶ 4. 低灌流と神経障害

周術期に生じる脳虚血の原因は低灌流と塞栓がある. 低灌流のモニターとして脳局所酸素飽和度モニター (regional cerebral oxygen monitor: rSO_2) がある. rSO_2モニターは脳内の局所酸素飽和度を測定するが, 静脈系の影響を多く受けることが報告されており, 混合静脈酸素飽和度などと強く相関し, 局所の酸素需給バランスを評価することができる[7,8)]. rSO_2は正常域が広いため, 基準値からの変化を参考にすることが多い. その場合, 20%以上の低下を有意な変化とする. rSO_2は酸素解離曲線の傾きが急峻な部分で評価することから酸素供給の状態変化への追従性は高いと考えられる. 日本心臓血

管麻酔科学会のガイドライン[9]（心臓血管麻酔における近赤外線脳酸素モニターの使用指針）においても，心臓血管手術における周術期脳障害を軽減させるために rSO_2 モニターを使用することを推奨している．

5. 人工心肺中の灌流圧と脳梗塞

中枢神経系には脳血流自動調節能（autoregulation）が存在すると考えられており，健常人では平均血圧で 60〜150 mmHg であるとされている．この自動調節域よりも血圧が低下した場合には脳血流量は直線的に低下することが想定される．人工心肺中に平均動脈圧で 64 mmHg 以下という灌流圧が低い時間が 10 分以上続くと，術後脳梗塞のリスクが高くなる[10]．

心肺蘇生後の血圧管理において，American Heart Association（AHA）ガイドライン 2020 では平均血圧は 65 mmHg 以下を避けるよう推奨している[11]が，局所脳酸素飽和度モニターと各指標に関して検討[12]すると，至適平均動脈圧の平均値は 89 mmHg であり，症例ごとの差が大きかったことが報告されている．個々の症例ごとにモニタリングを行い，平均血圧の目標値を設定していかなければならない．

6. 大動脈外科手術と神経保護

A. 胸部大動脈手術と脳保護

上行大動脈置換術や弓部大動脈置換術などの際には中枢神経保護を実施する必要がある．超低体温循環停止法を単独で行うだけでは時間的制約があり，安全な方法として選択的脳灌流や逆行性脳灌流などが行われる．どのような脳保護を選択するのか術者，臨床工学技士などと意思の疎通を図らねばならない．近年では 28℃ 前後の中等度低体温下に選択的脳灌流を行うことが安全に行われている[13]．術中モニタリングとして温度（食道温，直腸温など），灌流圧などの圧と rSO_2 の経時的モニタリングが重要である．

B. 胸腹部大動脈手術と脊髄保護

胸部大動脈瘤あるいは胸腹部大動脈瘤に対する手術療法の合併症の一つに血流途絶に伴う前脊髄動脈症候群とそれに引きつづく対麻痺がある．対麻痺は患者予後を著しく悪化させるため，多方面からのアプローチが重要である．

脊髄保護に関してエビデンスレベルが高い推奨はない．現在，胸腹部大動脈瘤手術において我々ができることは，1）脊髄血流を保つ，2）脊髄機能を

評価する，の２点である．

(1) 脊髄血流を保つために

　脊髄は多数の流入動脈を有しており，流入する血流は１本の動脈に依存するものではなく側副血行を維持することで血流を保持できるという collateral network concept[14-16] の考え方が広く認められている．その考え方では，術前に同定された大前根動脈（Adamkiewicz 動脈）の血流が低下あるいは途絶する場合でも，灌流圧を上昇させることで虚血性脊髄障害を回避しうる．脊髄灌流圧は平均動脈圧と脳脊髄圧の差で規定されるため，灌流圧の調整に脳脊髄液ドレナージ（cerebrospinal fluid drainage：CSFD）が重要である．

　脊髄虚血が疑われる場合には平均動脈圧の管理と CSFD による脳脊髄圧の管理を行い，灌流圧を保つ．術中運動誘発電位（motor evoked potential：MEP）振幅が有意に低下した時など，脊髄虚血が強く疑われる場合には目標脳脊髄圧を 10 mmHg（14 cmH$_2$O）とする．一方，MEP 振幅に変化がない場合には 10〜15 mmHg（14〜20 cmH$_2$O）とする．急激なドレナージは頭蓋内出血の危険性を上昇させるため，ドレナージ量は１時間あたり 15 mL 以下とする[17]．また，CSFD 施行は 48〜72 時間とする．

　特に広く行われるようになった血管内治療（ステントグラフト内挿術）に伴う虚血性脊髄障害の危険性は CSFD により半減する．血管内治療に伴う虚血性脊髄障害が発生した場合，虚血を生じた脊髄への血流供給増加の手段としては体血圧の昇圧と脳脊髄圧の低下がある．虚血性脊髄障害の発生率(3〜6%)と CSFD カテーテル挿入による頭蓋内出血の割合が 3% であるが，術後虚血性脊髄障害の高リスク群においては予防的な CSFD カテーテル挿入を考慮しても良い[18]．高リスク群とは，15 cm 以上のステント，腹部/胸部大動脈ステント内挿術の既往，骨盤内血流が低下していることが想定される症例である．胸部ステントグラフト内挿術の CSFD に関するメタ解析[19]では，選択的・予防的ドレナージの神経保護効果は明確ではないため，挿入に際しては十分に検討することが必要である 表1 ．

(2) 脊髄機能を評価する

　術中に脊髄虚血が生じうる手術において，術中に脊髄機能をモニタリングすることは急性脊髄虚血の発見と灌流増加の効果判定に有用である．そのため，術中脊髄血流が十分に保持できているか即時的にモニタリングできる，MEP が広く用いられている[17]．MEP モニタリングの基本的な考え方や

表 1 脳脊髄液ドレナージの目標値

脊髄虚血が疑われない症例	目標脳脊髄圧 10〜15 mmHg（14〜20 cmH$_2$O） ドレナージ量は 1 時間あたり 15 mL 以下
脊髄虚血が「疑われる」症例 （＝MEP の振幅が低下した症例）	目標脳脊髄圧 10 mmHg（14 cmH$_2$O） ドレナージ量は 1 時間あたり 15 mL 以下 1 日最大 150 mL 48〜72 時間を限度とする

MEP モニタリングに適した麻酔法などに関しては注意すべき点がある（詳細は CHAPTER Ⅲ：脳機能維持を目的としたモニタリングを参照）が，1) 信頼性の高い MEP のベースライン波形を記録し，2) 麻酔深度を一定に保つことで MEP 変化を迅速に捉えることができる.

▶ 7. 麻薬性鎮痛薬と虚血性脊髄障害

胸腹部大動脈手術症例で硬膜外モルヒネ投与後に生じた対麻痺とナロキソンによる運動機能の回復が報告されている[20]（オピオイド誘発運動機能障害）. 同様の結果が，ラット脊髄虚血モデルを用いた動物実験でも麻薬性鎮痛薬による脊髄機能障害が認められている. ラットを用いた検討では，μ受容体とδ受容体を介したグルタミン酸の過剰放出とそれに伴う NMDA 受容体刺激の関与が示唆されている[21]. オピオイド誘発性運動機能障害の特徴は筋肉の異常収縮を伴う痙性対麻痺であることであり，この異常収縮は脊髄運動神経細胞の異常興奮を反映している. 脊髄運動細胞の異常興奮は脊髄前角の分水嶺と考えられる Lamina Ⅴ-Ⅶに存在する脊髄内抑制性神経細胞（γ-アミノ酪酸作動性あるいはグリシン作動性）の脱落に伴う脱抑制が機序として考えられる[22].

しかしながら，全身麻酔薬は脊髄運動神経細胞の興奮性を抑制するため，全身麻酔中に麻薬性鎮痛薬を投与しても脊髄運動神経の異常興奮は生じない.

オピオイド誘発性運動障害が臨床的に問題となるには，1) 脊髄虚血が生じる，2) 覚醒している，3) 麻薬性鎮痛薬が存在する，という 3 つの条件を全て満たす必要がある. そのため，超短時間作用型オピオイドであるレミフェンタニルを用いた全身麻酔であれば，手術終了までは十分な麻酔深度を保った麻酔維持が障害脊髄には有利に働くため，レミフェンタニルの使用を避ける必要はない. そして，手術終了時にレミフェンタニルを中止することで麻

表2 胸部大動脈瘤に対する麻酔法の1例

麻酔導入	プロポフォール 0.5〜1.0 mg/kg レミフェンタニル 0.2〜0.5 μg/kg/min ロクロニウム 0.6 mg/kg
麻酔維持	プロポフォール 3.0〜5.0 mg/kg/hr (BIS 40〜60 となるよう調整) ケタミン 0.5〜1.0 mg/kg/hr レミフェンタニル 0.2〜0.5 μg/kg/min フェンタニル適宜 (総量 15〜30 μg/kg) ロクロニウム適宜 (MEP 測定時は持続投与も考慮)
BIS 低下時 (PSi 低下時)	プロポフォール 0〜4.0 mg/kg/hr ケタミン 1.0〜4.0 mg/kg/hr レミフェンタニル 0.2〜0.5 μg/kg/min ＊プロポフォール過量投与の可能性を除外する ＊人工心肺使用している症例であれば灌流量・灌流圧を上昇させる (rSO$_2$を確認)
MEP 低下時	プロポフォール 1.0〜4.0 mg/kg/hr ケタミン 1.0〜4.0 mg/kg/hr レミフェンタニル 0.2〜0.5 μg/kg/min ＊人工心肺使用している症例は灌流量・灌流圧を上昇させる ＊ステントグラフト内挿術では平均血圧を上昇させる ＊麻薬性鎮痛薬の使用に関して考慮する 　フェンタニルは可能であれば投与中止 　ロクロニウムは可能であれば投与中止

薬性鎮痛薬の影響を最小限にすることができる．特に脊髄虚血が疑われる症例では運動機能評価を早期に行うために鎮静薬の減量が実施されることが想定されるが，そのような場合でもオピオイド誘発性運動機能障害を生じない表2．

このオピオイド投与による運動神経異常興奮が臨床において，どの程度持続するかは明らかではない．動物実験[20]においては虚血2時間後のモルヒネ投与では運動障害を生じるが，虚血24時間後のモルヒネ投与では運動障害を生じないことから，投与を避けるべき時間帯（toxic window）があると考えられる．鎮痛はκ受容体作動薬であるペンタゾシン，区域麻酔そしてアセトアミノフェンなどを併用することでμ受容体を刺激しないような鎮痛をはかることが重要である．

1) Klein KU, Engelhard K. Perioperative neuroprotection. Best Pract Res Clin Anaesthesiol. 2010 ; 24 : 535-49.

2) Naraoka M, Matsuda N, Shimamura N, et al. Long-acting statin for aneurysmal subarachnoid hemorrhage : A randomized, double-blind, placebo-controlled trial. J Cereb Blood Flow Metab. 2018 ; 38 : 1190-8.

3) Duan X, Coburn M, Rossaint R, et al. Efficacy of perioperative dexmedetomidine on postoperative delirium : systematic review and meta-analysis with trial sequential analysis of randomised controlled trials. Br J Anaesth. 2018 ; 121 : 384-97.

4) Arrowsmith JE, Grocott HP, Reves JG, et al. Central nervous system complications of cardiac surgery. Br J Anaesth. 2000 ; 84 : 378-93.

5) Boeken U, Litmathe J, Feindt P, et al. Neurological complications after cardiac surgery : risk factors and correlation to the surgical procedure. Thorac Cardiovasc Surg. 2005 ; 53 : 33-6.

6) Tunick PA, Kronzon I. Atheromas of the thoracic aorta : clinical and therapeutic update. J Am Coll Cardiol. 2000 ; 35 : 545-54.

7) Kim MB, Ward DS, Cartwright CR, et al. Estimation of jugular venous O2 saturation from cerebral oximetry or arterial O2 saturation during isocapnic hypoxia. J Clin Monit Comput. 2000 ; 16 : 191-9.

8) Nousjka PA, Vranken NPA, Weerwind PW, et al. Cerebral oximetry and autoregulation during cardiopulmonary bypass : a review. J Extra Corpor Technol. 2017 ; 49 : 182-91.

9) Yoshitani K, Kawaguchi M, Ishida K, et al. Guidelines for the use of cerebral oximetry by near-infrared spectroscopy in cardiovascular anesthesia : a report by the cerebrospinal division of the Academic Committee of the Japanese Society of Cardiovascular Anesthesiologists（JSCVA）. J Anesth. 2019 ; 33 : 167-96.

10) Sun LY, Chung AM, Farkouh ME, et al. Defining an intraoperative hypotension threshold in association with stroke in cardiac surgery. Anesthesiology. 2018 ; 129 : 440-7.

11) Soar J, Berg KM, Andersen LW, et al. Adult advanced life support : 2020 International consensus on cardiopulmonary resuscitation and emergency cardiovascular care science with treatment recommendations. Resuscitation. 2020 ; 156 : A80-119.

12) Sekhon MS, Gooderham P, Menon DK, et al. The burden of brain hypoxia and optimal mean arterial pressure in patients with hypoxic ischemic brain injury after cardiac arrest. Crit Care Med. 2019 ; 47 : 960-9.

13) Keeling WB, Tian DH, Leshnower BG, et al. Safety of moderate hypothermia with antegrade cerebral perfusion in total aortic arch replacement. Ann Thorac Surg. 2018 ; 105 : 54-61.

14) Griepp RB, Ergin MA, Galla JD, et al. Looking for the artery of Adamkiewicz : a quest to minimize paraplegia after operations for aneurysms of the descending thoracic and thoracoabdominal aorta. J Thorac Cardiovasc Surg. 1999 ; 112 : 1202-13 ; discussion 1213-5.

15) Griepp EB, Griepp RB. The collateral network concept. Minimizing paraplegia secondary to thoracoabdominal aortic aneurysm resection. Tex Heart Inst J. 2010 ; 37 : 672-4.

16) Etz CD, Zoli S, Bischoff MS, et al. Measuring the collateral network pressure to minimize paraplegia risk in thoracoabdominal aneurysm resection. J Thorac Cardio-

vasc Surg. 2010 ; 140（6 Suppl）: S125-30 ; discussion S142-6.

17)　日本麻酔科学会安全委員会 MEP モニタリングガイドライン作成 WG．MEP モニタリング時の麻酔管理のためのプラクティカルガイド．https://anesth.or.jp/users/person/guide_line（2021.4.1 閲覧）

18)　Mazzeffi M, Abuelkasem E, Drucker CB, et al. Contemporary single-center experience with prophylactic cerebrospinal fluid drainage for thoracic endovascular aortic repair in patients at high risk for ischemic spinal cord injury. J Cardiothorac Vasc Anesth. 2018 ; 32 : 883-9.

19)　Wong CS, Healy D, Canning C, et al. A systematic review of spinal cord injury and cerebrospinal fluid drainage after thoracic aortic endografting. J Vasc Surg. 2012 ; 56 : 1438-47.

20)　Kakinohana M, Marsala M, Carter C, et al. Neuraxial morphine may trigger transient motor dysfunction after a noninjurious interval of spinal cord ischemia : a clinical and experimental study. Anesthesiology. 2003 ; 98 : 862-70.

21)　Kakinohana M, Nakamura S, Fuchigami T, et al. Mu and delta, but not kappa, opioid agonists induce spastic paraparesis after a short period of spinal cord ischaemia in rats. Br J Anaesth. 2006 ; 96 : 88-94.

22)　Marsala M, Sorkin LS, Yaksh TL. Transient spinal ischemia in rat : characterization of spinal cord blood flow, extracellular amino acid release, and concurrent histopathological damage. J Cereb Blood Flow Metab. 1994 ; 14 : 604-14.

〈神里興太〉

5 心停止患者に対する 低体温療法/体温管理療法

SUMMARY

1 体温管理目標は 32〜36℃で，少なくとも 72 時間は 37.5℃以下を維持すべきである．
2 低体温法は遅延なく可及的速やかに導入すべきである．
3 目標体温を 24 時間以上維持しても予後は改善しない．
4 初期心電図波形や心停止の原因，発生場所に関わらず，全ての心停止患者に低体温療法が有効かもしれない．

▶ はじめに

　低体温療法には長い歴史があり，紀元前3500年頃に記述された最古の医学書として知られる Edwin Smith Papyrus では発熱や戦傷外傷に対する冷却療法の治療効果が言及されている[1]．現在も使用されている冷却ブランケットの原型を発明した Dr. Temple Fay は播種性転移を伴う乳がん患者に32℃/24 時間の低体温療法を導入して，腫瘍細胞増殖の抑制と癌性疼痛の軽減効果を 1940 年に初めて報告した[2]．同氏は続いて重症頭部外傷患者に低体温療法を導入して意識状態が改善する効果を報告したが[3]，その神経保護作用が病理組織学的に初めて確認されたのは 1987 年の動物実験だった[4]．低体温療法は傷害を受けた神経細胞の代謝を抑制して酸素需要量を減らし，細胞外の興奮性アミノ酸の増加を抑制し，フリーラジカルの産生を抑えて虚血再灌流障害のプロセスを制御する効果が知られているが，近年は低体温によって誘導された RNA-binding motif protein 3（RBM3）などの低温ショック

蛋白質が神経細胞のアポトーシスを減少させる機序が報告されている[5].

　従来使用されていた低体温療法（therapeutic hypothermia）という用語は治療戦略として意図的に深部体温を低下させることを意味するが，これには低体温の導入（induction），目標体温の維持（maintenance），復温（reversion）の3つのプロファイルが内包されており，体温自体に一貫性がなく研究を比較する際に混乱が生じるため，2011年の欧米の5つの専門学会から発表された共同提言において体温管理療法（targeted temperature management：TTM）という用語に置き換えることが推奨された[6].

　本稿では，エビデンスが集積しつつある成人の心停止患者に対するTTMについて記述する.

▶ 1. 目標体温は 33℃なのか？

　イヌの心停止蘇生モデルにおいて34℃のTTMによる神経予後改善効果を報告した1991年のSterzの研究[7]以降，1990年代には院外心停止患者に対する低温TTMの数々の臨床研究が報告され，それに続いて2002年に報告された2つの小規模多施設ランダム化比較試験（randomized controlled trial：RCT）であるパイオニア試験[8,9]によって成人の院外心停止患者に対する低温TTMが標準治療として確立した. 以降の心肺蘇生ガイドラインではパイオニア試験の研究デザインに準じて発症目撃のある，初期心電図が電気ショック適応波形であった推定心原性院外心停止患者に対して32〜34℃/12〜24時間の低温TTMが推奨されたが，院外心停止患者に対する33℃と36℃のTTMの効果を比較した2013年のTTM試験によってエビデンスが覆されることになった[10].

　ヨーロッパとオーストラリアの36施設の集中治療室（intensive care unit：ICU）で実施された過去最大規模の多施設前向きRCTであるTTM試験では，成人の推定心原性院外心停止患者939人が33℃または36℃のTTM群に割り付けられた. 全ての患者は冷温輸液，アイスパック，血管内または体表冷却デバイスを用いて可及的速やかに目標体温まで冷却され，割り付け後28時間まで目標体温を維持し，以降は0.5℃/時間の速度で37℃まで復温された. 2002年のパイオニア試験で問題視された対照群における発熱の予後への影響を排除するために，TTMの内容を問わず全ての患者において最初の72時間は37.5℃以下の体温を維持するように積極的な体温管理が実施された.

1次解析の結果，死亡率は33℃群が49.7%，36℃群が48.3%で有意差なく（ハザード比1.06；95%CI 0.89〜1.28），180日後の神経学的予後不良率は33℃群が53.5%，36℃群が52.1%でこれも同等だった（リスク比1.02；95%CI 0.88〜1.16）．この研究では前述のパイオニア試験と異なり初期心電図波形が電気ショック非適応だった患者が19%存在するが，電気ショック適応/非適応で分けた感度分析においても結果は同様だった．TTM試験では低温TTMは常温TTMに比較して有効性を示されず，この結果を受けて2015年のガイドラインでは目標体温32〜36℃の低温または常温TTMが推奨されるようになった．

　TTM試験は医療現場に大きなインパクトを与え，TTM試験以降に多くの施設で心停止患者の体温管理目標が36℃へシフトし，それに伴い37.5℃を超える発熱の発生率が上昇してしまい，これに起因すると推測される生存率，神経予後の増悪傾向が報告されるようになった[11-13]．TTM試験は常温TTMにおいて少なくとも最初の72時間に積極的な体温管理を実施して発熱を回避した場合の結果であり，体温管理目標を36℃に設定するだけで低温TTMと同等の効果が期待されるわけではない．そもそもTTM試験は同等性/非劣性試験ではなく，事前に同等性/非劣性マージンが設定されていないため，主要転帰の信頼区間が小さいからと言って常温TTMが低温TTMと同等の効果があると示されたわけではないことに留意しなければならない．

▶ 2. いつTTMを導入するか？

　多くの基礎研究で神経保護作用が示されてきた低温TTMは，はたして実臨床ではもはや不要なのだろうか？　医療現場においてgame changerとなったTTM試験だが，基礎研究とは大きく異なる研究デザインが問題視されてきた．Colbourneらは，ネズミの全脳虚血モデルで血流再開1時間後に低温TTM導入を開始すると海馬の傷害が60%減少したが，4時間後にTTM導入を開始するとその効果が12%まで減少したことを報告している[14]．臨床研究においてもTTM導入の遅れが不良な予後に関係することが報告されており[15,16]，虚血再灌流障害を制御するために遅延なく低温TTMを導入することが重要であることは論を俟たないが，TTM試験では患者割り付け後TTM導入が開始されるまでに自己心拍再開から最大4時間のinclusion windowが設定されていた．したがって，TTM導入の遅れのために低温TTM

の有効性が示されなかった可能性を否定できない．

　心停止後早期に低温 TTM を導入するために，病院前で冷温の細胞外液を大量輸液する効果を検証した 3 つの前向き RCT では，病着後に TTM を導入する従来の方法に比べて病院前の冷温輸液により目標体温に到達する時間は短縮するものの，生存率および神経予後は改善せず[17,18]，自己心拍再開率は減少し，肺水腫の発生率は増加した[19]．動物実験では心肺蘇生中の大量輸液により右房圧が上昇すると冠灌流圧が減少し，また頭蓋内圧が上昇して脳灌流圧も減少することが知られており[20-22]，大量の冷温輸液によって低温 TTM の早期導入の効果がキャンセルされた可能性がある．これらの結果を受けて，ガイドライン 2015 では TTM 導入を目的とした病院前の冷温輸液は非推奨とされている．

　大量輸液による弊害を回避しつつ病院前から早期に低温 TTM を導入するために，鼻咽頭冷却デバイス RhinoChill™ を用いた多施設前向き RCT の結果が 2019 年に報告された[23]．Pre-hospital Resuscitation Intra-Nasal Cooling Effectiveness Survival Study（PRINCESS）試験と名付けられたこの研究では，ヨーロッパ 7 カ国の病院前救急医療サービスにおいて成人の発症目撃のある院外心停止患者 671 人が鼻咽頭冷却群と対照群に割り付けされ，前者は人工気道による気道確保後に経鼻カテーテルを介して RhinoChill™ から送気される液体冷却材の気化により鼻腔内を急速に冷却することで心肺蘇生中から低温 TTM が導入された．対照群は通常の心肺蘇生が実施され，両群ともに病着後に全身冷却による 34℃ の低温 TTM が実施された．鼻咽頭冷却群は心停止から中央値 19 分後に RhinoChill™ が装着され，目標体温である 34℃ に到達した時間は鼻咽頭冷却群で大幅に短縮されたが（101 分 vs 182 分），90 日後の神経予後良好率には有意差が認められなかった（16.6% vs 13.5%）．先行研究[24]に比べて PRINCESS 試験の対照群の予後が良好であったため，事前に設定されたサンプルサイズでは有意差を検出できなかった可能性がある．また，PRINCESS 試験では介入群の半数で冷却開始までに心停止後 20 分以上を要していたが，低温 TTM が有効な time window はより狭い可能性があり，心停止から鼻咽頭冷却開始までに 20 分未満だった介入群の患者と，それと同等の背景を持つ対照群の患者を対象に実施されたサブ解析の結果が 2020 年に報告された[25]．傾向スコアマッチングの結果 300 人の患者が対象となり，全体としては 90 日後の神経予後良好率に有意差は認めら

れなかったが（鼻咽頭冷却群 23.3% vs 対照群 16%，オッズ比 1.92；95%CI 0.95〜3.85），初期心電図波形が電気ショックの適応患者に限定すると，鼻咽頭冷却群で神経予後良好の患者が有意に増加した（50.9% vs 29.8%，オッズ比 3.25；95%CI 1.06〜9.97）．PRINCESS 試験において鼻咽頭冷却は鼻出血などの局所的な合併症以外には循環呼吸状態に影響することなく安全に実施できており，医療コストが許容されるのであれば患者の選択性を高めたサンプルサイズのより大きい RCT が実施されることを期待したい．

3. TTM 維持時間は 24 時間なのか？

　ガイドラインでは前述のパイオニア試験や TTM 試験の研究デザインを参考に目標体温を少なくとも 24 時間維持することが推奨されているが，院外心停止患者に対する TTM の維持時間を直接検証した臨床研究はこれまで存在しなかった．2017 年に報告された TTM 48 試験[26]ではヨーロッパの 10 施設に入院した成人の推定心原性院外心停止患者 351 人が 34℃の低温 TTM を 48 時間または 24 時間維持する患者群に割り付けられた．6 か月後の良好な神経予後獲得率は両群間で有意差は認めず（69% vs 64%，リスク比 1.08；95%CI 0.93〜1.25），TTM の合併症である血圧低下イベントの発生率は 48 時間群で有意に増加し（62% vs 49%，p＝0.013），ICU 滞在時間は 48 時間群で有意に増加した（151 時間 vs 117 時間，p＜0.001）．48 時間の TTM による治療効果が事前に想定されていたほど高くなかったために，このサンプルサイズでは有意差が検出されなかった可能性があるが，合併症は 48 時間群で明らかに増加しており，現段階で院外心停止患者に対する長時間の TTM は推奨できない．

4. 誰に TTM を適応すべきなのか？

　2005 年以降のガイドラインでは，2002 年のパイオニア試験の対象患者に準拠して初期心電図波形が電気ショックの適応であった院外心停止患者に対する TTM はクラス 1 の強い推奨だが，電気ショックが非適応であった院外心停止患者，および初期心電図波形を問わず全ての院内心停止患者に対する TTM は数々の後ろ向き観察研究で controversial な結果が報告されており[27-31]，明確な根拠はないものの，クラス 2b の弱い推奨とされてきた．この knowledge gap に答える多施設前向き RCT の結果が 2019 年に報告され

た[32]．Therapeutic Hypothermia after Cardiac Arrest in Nonshockable Rhythm（HYPERION）試験と名付けられたこの研究では，フランスの 25 施設の ICU に入院した成人の心停止蘇生後のうち，初期心電図波形が電気ショック非適応だった昏睡患者に 33℃または 37℃の TTM を 24 時間実施し，90 日後の予後を比較した．対象となった 584 人のうち 72.6% が院外心停止，27.4% が院内心停止で，79.5% の患者は初期波形 asystole，心停止の原因は低酸素性が 55%，心原性は 27.1% だった．1 次解析の結果，神経予後良好率は 33℃群が有意に良好だったが（10.2% vs 5.7%，ハザード比 1.87；95%CI 1.01〜3.46），死亡率に有意差は認められなかった（81.3% vs 83.2%，ハザード比 0.88；95%CI 0.58〜1.35）．サブ解析では，院内心停止患者に限定しても神経予後における低温 TTM の有効性が維持された．

　HYPERION 試験は過去の研究では，TTM の適応外とされるも，その実数は従来の TTM 適応患者よりもはるかに多い患者集団において低温 TTM の有効性を示した意義ある研究であり，この結果を根拠に初期波形がショック非適応の院外心停止および院内心停止患者に対する低温 TTM をより強く推奨できるかもしれない．しかし，この研究では両群間で治療介入時間に差があり（33℃群 56〜64 時間 vs 37℃群 48 時間），介入時間以降に 38℃を超える発熱が多く発生していることから，37℃群は介入時間の短さに起因する発熱の影響を受けている可能性がある．

▶ まとめ

　TTM 試験の影響で近年は「平温管理」という名の積極的ではない体温管理が ICU で散見されるようになったが，36℃の TTM はあくまで目標体温が正常体温の TTM であって，通常の体温管理を意味しているのではない．TTM 試験は通常の体温管理と TTM を比較したのではないことを改めて強調する．37.8℃以上の発熱時に薬物療法または体表冷却で対応する通常の体温管理と 33℃の低温 TTM を比較する TTM 2 試験が現在進行中であり[33]，その結果が明らかになるまでは，適応となる心停止蘇生後の患者に積極的な TTM が迅速に導入されることを強く望む．

■文献

1)　Wang H, Olivero W, Wang D, et al. Cold as a therapeutic agent. Acta Neurochir

(Wien). 2006 ; 148 : 565-70.

2) Fay T. Observations on prolonged human refrigeration. N Y State J Med. 1940 ; 40 : 1351-4.

3) Fay T. Observations on generalized refrigeration in cases of severe cerebral trauma. Res Publ Assos Res Nerv Dis. 1945 ; 4 : 611-9.

4) Busto R, Dietrich WD, Globus MY, et al. Small differences in intraischemic brain temperature critically determine the extent of ischemic neuronal injury. J Cereb Blood Flow Metab. 1987 ; 7 : 729-38.

5) Sun YJ, Zhang ZY, Fan B, et al. Neuroprotection by therapeutic hypothermia. Front Neurosci. 2019 ; 13 : 586.

6) Nunnally ME, Jaeschke R, Bellingan GJ, et al. Targeted temperature management in critical care : a report and recommendations from five professional societies. Crit Care Med. 2011 ; 39 : 1113-25.

7) Sterz F, Safar P, Tisherman S, et al. Mild hypothermic cardiopulmonary resuscitation improves outcome after prolonged cardiac arrest in dogs. Crit Care Med. 1991 ; 19 : 379-89.

8) Bernard SA, Gray TW, Buist MD, et al. Treatment of comatose survivors of out-of-hospital cardiac arrest with induced hypothermia. N Engl J Med. 2002 ; 346 : 557-63.

9) The Hypothermia after Cardiac Arrest Study Group. Mild therapeutic hypothermia to improve the neurologic outcome after cardiac arrest. N Engl J Med. 2002 ; 346 : 549-56.

10) Nielsen N, Wetterslev J, Cronberg T, et al ; TTM Trial Investigators. Targeted temperature management at 33°C versus 36°C after cardiac arrest. N Engl J Med. 2013 ; 369 : 2197-206.

11) Salter R, Bailey M, Bellomo R, et al ; Australian and New Zealand Intensive Care Society Centre for Outcome and Resource Evaluation (ANZICS-CORE). Changes in temperature management of cardiac arrest patients following publication of the target temperature management trial. Crit Care Med. 2018 ; 46 : 1722-30.

12) Bray JE, Stub D, Bloom JE, et al. Changing target temperature from 33°C to 36°C in the ICU management of out-of-hospital cardiac arrest : a before and after study. Resuscitation. 2017 ; 113 : 39-43.

13) Bradley SM, Liu W, McNally B, et al ; Cardiac Arrest Registry to Enhance Survival (CARES) Surveillance Group. Temporal Trends in the Use of Therapeutic Hypothermia for Out-of-Hospital Cardiac Arrest. JAMA Netw Open. 2018 ; 1 : e184511.

14) Colbourne F, Corbett D. Delayed postischemic hypothermia : a six month survival study using behavioral and histological assessments of neuroprotection. J Neurosci. 1995 ; 15 : 7250-60.

15) Sendelbach S, Hearst MO, Johnson PJ, et al. Effects of variation in temperature management on cerebral performance category scores in patients who received therapeutic hypothermia post cardiac arrest. Resuscitation. 2012 ; 83 : 829-34.

16) Mooney MR, Unger BT, Boland LL, et al. Therapeutic hypothermia after out-of-hospital cardiac arrest : evaluation of a regional system to increase access to cooling. Circulation. 2011 ; 124 : 206-14.

17) Bernard SA, Smith K, Cameron P, et al ; Rapid Infusion of Cold Hartmanns (RICH) Investigators. Induction of therapeutic hypothermia by paramedics after resuscitation from out-of-hospital ventricular fibrillation cardiac arrest : a randomized controlled trial. Circulation. 2010 ; 122 : 737-42.

18) Kim F, Nichol G, Maynard C, et al. Effect of prehospital induction of mild hypother-

mia on survival and neurological status among adults with cardiac arrest : a randomized clinical trial. JAMA. 2014 ; 311 : 45-52.

19) Bernard SA, Smith K, Finn J, et al. Induction of therapeutic hypothermia during out-of-hospital cardiac arrest using a rapid infusion of cold saline : the RINSE trial (Rapid Infusion of Cold Normal Saline). Circulation. 2016 ; 134 : 797-805.

20) Ditchey RV, Lindenfeld J. Potential adverse effects of volume loading on perfusion of vital organs during closed-chest resuscitation. Circulation. 1984 ; 69 : 181-9.

21) Voorhees WD 3rd, Ralston SH, Kougias C, et al. Fluid loading with whole blood or Ringer's lactate solution during CPR in dogs. Resuscitation. 1987 ; 15 : 113-23.

22) Yannopoulos D, Zviman M, Castro V, et al. Intra-cardiopulmonary resuscitation hypothermia with and without volume loading in an ischemic model of cardiac arrest. Circulation. 2009 ; 120 : 1426-35.

23) Nordberg P, Taccone FS, Truhlar A, et al. Effect of trans-nasal evaporative intra-arrest cooling on functional neurologic outcome in out-of-hospital cardiac arrest : the PRINCESS randomized clinical trial. JAMA. 2019 ; 321 : 1677-85.

24) Castrén M, Nordberg P, Svensson L, et al. Intra-arrest transnasal evaporative cooling : a randomized, prehospital, multicenter study (PRINCE : Pre-ROSC IntraNasal Cooling Effectiveness). Circulation. 2010 ; 122 : 729-36.

25) Awad A, Taccone FS, Jonsson M, et al. Time to intra-arrest therapeutic hypothermia in out-of-hospital cardiac arrest patients and its association with neurologic outcome : a propensity matched sub-analysis of the PRINCESS trial. Intensive Care Med. 2020 ; 46 : 1361-70.

26) Kirkegaard H, Søreide E, de Haas I, et al. Targeted temperature management for 48 vs 24 hours and neurologic outcome after out-of-hospital cardiac arrest : a randomized clinical trial. JAMA. 2017 ; 318 : 341-50.

27) Dumas F, Grimaldi D, Zuber B, et al. Is hypothermia after cardiac arrest effective in both shockable and nonshockable patients? : insights from a large registry. Circulation. 2011 ; 123 : 877-86.

28) Testori C, Sterz F, Behringer W, et al. Mild therapeutic hypothermia is associated with favourable outcome in patients after cardiac arrest with non-shockable rhythms. Resuscitation. 2011 ; 82 : 1162-7.

29) Vaahersalo J, Hiltunen P, Tiainen M, et al. Therapeutic hypothermia after out-of-hospital cardiac arrest in Finnish intensive care units : the FINNRESUSCI study. Intensive Care Med. 2013 ; 39 : 826-37.

30) Mader TJ, Nathanson BH, Soares 3rd WE, et al. Comparative effectiveness of therapeutic hypothermia after out-of-hospital cardiac arrest : insight from a large data registry. Therap Hypothermia Temp Manage. 2014 ; 4 : 21-31.

31) Nichol G, Huszti E, Kim F, et al. Does induction of hypothermia improve outcomes after in-hospital cardiac arrest? Resuscitation. 2013 ; 84 : 620-5.

32) Lascarrou JB, Merdji H, Le Gouge A, et al ; CRICS-TRIGGERSEP Group. Targeted temperature management for cardiac arrest with nonshockable rhythm. N Engl J Med. 2019 ; 381 : 2327-37.

33) Dankiewicz J, Cronberg T, Lilja G, et al. Targeted hypothermia versus targeted normothermia after out-of-hospital cardiac arrest (TTM2) : a randomized clinical trial-rationale and design. Am Heart J. 2019 ; 217 : 23-31.

〈前川邦彦〉

索　引

しんけい ま すいさいぜんせん
神経麻酔最前線
かんじゃ き のう い じ こうじょう
―すべては患者の機能維持・向上のために― ©

発　　行　　2021 年 6 月 25 日　　　1 版 1 刷

やま かげ みち あき
監修者　　山　蔭　道　明
さわ だ あつ し
編集者　　澤　田　敦　史
たち ばな しゅん すけ
　　　　　立　花　俊　祐
ちゃ き とも ひろ
　　　　　茶　木　友　浩

発行者　　株式会社　　中 外 医 学 社
　　　　　代表取締役　　青　木　　　滋

　　　　　〒 162-0805　東京都新宿区矢来町 62
　　　　　電　話　　03-3268-2701(代)
　　　　　振替口座　　00190-1-98814 番

印刷・製本/三報社印刷（株）　　　　〈SK・HO〉
ISBN 978-4-498-05548-3　　　　Printed in Japan

JCOPY ＜(社)出版者著作権管理機構　委託出版物＞